Les Publications de l'Université Euromed de Fès

FUSION
DES HORIZONS

Mohamed Taiebine

LA PSYCHOLOGIE MÉDICALE ET DE LA SANTÉ EN 26 FICHES AVEC DES CAS CLINIQUES

L'Harmattan

ACC
كرسي تحالف الحضارات
ALLIANCE OF CIVILIZATIONS CHAIR
CHAIRE ALLIANCE DES CIVILISATIONS

UEMF
الجامعة الأورومتوسطية بفاس
EUROMED UNIVERSITY OF FES
UNIVERSITÉ EUROMED DE FÈS

5-7, rue de l'École-Polytechnique ; 75005 Paris
http://www.editions-harmattan.fr
ISBN : 978-2-336-54018-4
EAN : 9782336540184

PRÉFACE

Dans le domaine de la psychologie de la santé, la tendance anglo-saxonne est omniprésente dans la théorisation des pratiques, des méthodes et des modèles de soins basés sur les données probantes ou *Evidence-based practice*. Cette centralisation thématique a conduit à la systématisation de l'approche bio-écosystémique ou bio-psycho-sociale en impactant les programmes de formation académique et les offres de soins.

Ce nouveau paradigme a connu par la suite, un essor important dans les pays Européens ou encore dans les pays arabes gardant une affiliation anglo-saxonne qui remonte à l'époque du colonialisme. Pourtant, au Maroc, la situation diffère des autres pays sur le plan théorique et pratique. Sur le plan théorique et académique, il existe encore une tradition universitaire et philosophique dans les études des sciences humaines et sociales d'allure eurocentrique qui prône les modèles européens comme étant les bons cadres conceptuels à adopter pour investiguer un phénomène et le solutionner. D'autre part, sur le plan pratique, les praticiens dans le domaine de la santé restent réticents par rapport à l'application des modèles de soins d'allure anglo-saxonne pour des raisons principalement liées à l'affiliation avec le modèle français inhérent à la formation médicale.

Cependant, différents précurseurs de la pensée dans le domaine de la santé, issus de diverses disciplines telles que la médecine, l'anthropologie, la psychanalyse, les sciences de la santé et la sociologie, ont essayé de réfléchir sur différents problèmes de santé dans le cadre de la relation soignant-soigné ou encore le contexte de l'annonce du diagnostic et son impact sur le patient. D'autres thématiques qui revêtent un aspect social et professionnel comme la représentation de la maladie dans le registre arabo-musulman, la stigmatisation liée aux handicaps, le contexte culturel des pratiques médicales traditionnelles, créant un corpus diversifié et multiforme de la question de la psycho-sociologie de la santé.

Il est à noter que l'intérêt porté récemment à l'inclusion des modules de sciences humaines et sociales dans le cursus médical (médecine et médecine dentaire), en pharmacie et en sciences de la santé, s'explique par une volonté commune de comprendre les soubassements psychologiques, cognitifs, émotionnels et comportementaux derrière les différents actes cliniques que ce soit du côté du praticien comme celui du patient. Une telle réflexion permettra de réajuster cette relation dans le cadre de l'amélioration des pratiques de soins et par voie de conséquence d'optimiser la qualité de vie des patients, des soignants, des aidants, des familles et des institutions hospitalières. Réunir ces différents acteurs en capitalisant sur leurs forces mutuelles pourrait créer une dynamique de soins responsables qui s'inscrit dans les politiques d'optimisation et d'efficience de la pratique clinique d'une façon holistique tout en centrant le focus sur le patient dans le cadre du *patient-centered approach*.

Dans ce sens, les différentes fiches présentées dans cet ouvrage au nombre de 26, vont permettre à l'étudiant en 1ère année de se munir d'un arsenal sémiologique de base ainsi que de naviguer entre les différent concepts clés régissant le domaine de la psychologie médicale et de la santé. En procédant avec une telle présentation, l'étudiant sera capable d'appréhender les thèmes historiques et actuels dans le cadre de la pratique clinique sur le plan psychologique.

L'objectif est loin de pathologiser le soignant ou encore plus le soigné avec un jargon spécifique comme celui de la psychopathologie, pourtant tout l'intérêt réside dans le brassage des dimensions biologiques, sociétales et psychologiques dans le cadre du modèle universel biopsychosocial des soins. Par exemple les réactions face au diagnostic peuvent être « bénignes » ou normales dans la cadre d'un processus adaptatif vis-à-vis le stress et parfois elles pourraient être « malignes » et induire des états pathologiques secondaires dépassant les seuils de tolérance de l'individu.

Une fois ces nuances, ces frontières et ces différences sont bien définies, il apparaît crucial de présenter des cas cliniques afin d'illustrer les concepts visés qui seront abordées dans chaque fiche ainsi qu'un quiz pour tester leur assimilation par l'étudiant. Une telle démarche lui permet d'avoir les fondements relationnels, interpersonnels et intra-personnels pour reformuler et réformer la pratique clinique du futur stagiaire et ensuite celle du praticien d'une façon raisonnée, empathique, réflexogène et salutogène en dehors des prismes biologiques et strictement « pathogènes ».

FICHE 1 – DÉFINITION DE LA PSYCHOLOGIE MÉDICALE ET DE LA SANTÉ

La psychologie de la santé constitue un domaine à l'intersection de la psychologie et de la santé qui se penche sur les facteurs psychologiques et comportementaux impactant la santé, la maladie et le contexte des soins. C'est une discipline qui explore d'une façon scientifique les pensées, les émotions et les actions qui peuvent façonner notre bien-être physique et, inversement, de la façon dont les problèmes de santé peuvent avoir un impact sur notre état mental. Elle s'intéresse également à la relation entre le soignant et le soigné (Boukhobza, 2001). Cette fiche explorera les domaines clés de la psychologie de la santé, en soulignant ses contributions significatives à la promotion de la santé, à la prévention des maladies et à l'amélioration de l'état de santé des patients.

L'une des particularités de la psychologie de la santé est de se concentrer sur les comportements des individus en examinant les facteurs qui motivent leurs choix, tels que l'activité physique, la nutrition et les croyances. Dans ce contexte, les psychologues étudient les barrières psychologiques qui empêchent ces individus d'adopter leurs comportements dû au manque de connaissances, aux croyances négatives d'auto-efficacité et au stress. En appréhendant ces obstacles, les interventions peuvent être conçues pour promouvoir des changements positifs à l'instar des interventions qui utilisent des techniques d'entrevue motivationnelle pour permettre aux individus de se fixer des objectifs réalistes et de d'adopter un mode de vie sain. (Morin, 2002)

Une autre pierre angulaire de la psychologie de la santé réside dans la gestion du stress. Il est à noter que le stress chronique fait des ravages sur la santé physique et mentale induisant une susceptibilité accrue à diverses maladies. Pour y remédier, les psychologues de la santé dotent les individus de mécanismes d'adaptation ou de coping pour gérer efficacement leur stress. Des techniques telles que l'entraînement à la relaxation, la méditation de pleine conscience et la thérapie cognitivo-comportementale (TCC) peuvent être des outils efficaces pour atténuer les effets néfastes du stress.

D'autre part, la psychologie médicale joue également un rôle essentiel dans la prise en charge des maladies chroniques. Dans ce cadre, les personnes diagnostiquées avec des maladies chroniques, telles que le diabète ou les maladies cardiaques, sont souvent confrontées à des défis émotionnels et comportementaux pesant sur eux-mêmes ainsi que leurs aidants naturels. Les psychologues peuvent donc aider les patients atteints de ces affections à s'adapter à leur nouvelle réalité, à gérer efficacement leur traitement et à faire face au fardeau émotionnel de la maladie. Cela peut améliorer considérablement l'adhésion du patient aux protocoles de traitement et son bien-être général. (Terrade,2010).

De plus, la psychologie médicale met en lumière les facteurs psychologiques de la douleur sur le plan biologique, psychologique et social. Dans ce sens, les psychologues de la santé explorent comment les émotions, le stress et les styles d'adaptation peuvent moduler la perception de la douleur, en intégrant ces informations, ils peuvent proposer des stratégies de gestion de la douleur d'une façon holistique qui tiennent compte de la nature multidimensionnelle de l'expérience subjective de la douleur. (Tunks et al., 2008)

Au-delà du comportement individuel, la psychologie médicale étend son champ d'action au système de santé lui-même. Il examine la communication entre le soignant et le soigné, en explorant comment les styles de communication peuvent influencer l'adhésion des patients aux recommandations de traitement et leur la satisfaction à l'égard des soins (Forshaw et al., 2022). Dans ce sens, les psychologues préconisent des approches de communication centrées sur le patient, où les professionnels de la santé écoutent activement les préoccupations des patients et collaborent aux décisions thérapeutiques. Cela favorise la confiance et permet aux patients de devenir des co-thérapeutes ainsi que des participants actifs dans leur parcours de soins de santé.

Il reste à préciser que le domaine de la psychologie médicale continue d'évoluer, s'attaquant à de nouveaux défis via l'essor des interventions de santé numérique qui nécessite d'explorer les facteurs psychologiques impactant leur adoption et leur efficacité. De plus, les considérations culturelles sont cruciales, car les croyances et les pratiques en matière de santé peuvent varier considérablement d'une population à l'autre au sein du même pays.

En conclusion, il s'avère que la psychologie médicale joue un rôle cardinal dans la promotion de la santé, la prévention des maladies et l'amélioration de santé des individus. Au fur et à mesure que ce domaine continue de se développer, ses contributions continueront sans aucun doute à améliorer la qualité vie des individus et à façonner un système de santé plus holistique.

1. Vignette clinique

Mariem, une femme âgée de 52 ans qui a été récemment diagnostiquée d'un cancer du sein au stade 2.

Histoire de la maladie : Mariem a du mal à s'adapter à son diagnostic de cancer. Elle éprouve des émotions accablantes comme la peur, la tristesse et la colère. Elle s'inquiète davantage de l'avenir, des effets secondaires du traitement et de l'impact de l'annonce du diagnostic sur sa famille. Mariem a du mal à dormir et a perdu tout intérêt pour les activités qu'elle aimait auparavant. Ces changements émotionnels et comportementaux ont un impact significatif sur sa vie quotidienne.

Contexte familial : Mariem a un mari qui la soutient et deux enfants adultes. Elle a toujours été soucieuse de sa santé et n'a aucun antécédent de maladie grave. Le diagnostic du cancer est soudain et inattendu, brisant son sentiment de sécurité et de contrôle.

Intervention thérapeutique : bien qu'un diagnostic formel ne soit pas à la portée d'un psychologue de la santé, Mariem pourrait présenter des symptômes de trouble de l'adaptation ou même de dépression clinique en raison du facteur de stress important de la vie. Un plan de traitement pour Mariem pourrait intégrer diverses interventions psychologiques pour soutenir son bien-être émotionnel et faire face aux défis du cancer comme :

- La thérapie de soutien qui offre un espace sécurisant à Mariem pour qu'elle puisse exprimer ses émotions et s'adapter à la nouvelle réalité. Il peut s'agir d'une thérapie individuelle ou un groupe de soutien spécialement conçu pour les patients atteints de cancer.
- Les techniques de gestion du stress, en aidant Mariem à développer de bonnes capacités d'adaptation pour gérer le stress et l'anxiété liés au diagnostic et au traitement. Des techniques telles que l'entraînement à la relaxation, la méditation de pleine conscience et les exercices de respiration profonde peuvent être utiles pour réduire l'état de stress provoqué par l'annonce du diagnostic.

Pronostic : en recourant au système de soutien et aux bonnes interventions psychologiques, Mariem peut développer des mécanismes d'adaptation plus sains pour relever les défis et les effets du cancer. La thérapie peut l'aider à gérer ses émotions, à maintenir un sentiment d'autocontrôle et à améliorer sa qualité de vie pendant cette période difficile. Un suivi régulier et des ajustements au plan de traitement pourraient être nécessaires tout au long de son parcours.

Considérations éthiques : la confidentialité, le consentement éclairé et la sensibilité culturelle sont primordiaux. Le psychologue de santé doit également être conscient des limites potentielles en tant que professionnel de la santé mentale et collaborer avec l'oncologue de Mariem pour assurer une approche holistique de ses soins.

Cette étude de cas illustre comment la psychologie médicale peut contribuer de manière significative au bien-être des patients atteints de cancer. En cernant l'impact psychologique du diagnostic et du traitement, les psychologues peuvent donner aux personnes comme Mariem les moyens de maintenir une attitude positive tout au long de leur parcours contre le cancer.

2. Bibliographie

BOUKHOBZA, D. H. 2001. « Le temps de la réflexion et le temps de la formation en psychologie médicale », *Le Carnet Psy*, (8), 034-046.

FORSHAW, M. (Ed.). 2022. *Health psychology in clinical practice*. Routledge.

TUNKS, E. R., Crook, J. & Weir, R. 2008. "Epidemiology of chronic pain with psychological comorbidity: prevalence, risk, course, and prognosis", *Can J Psychiatry*, 53 (4), 224–234.

MORIN, M. 2002. « Naissance et développements de la psychologie de la santé », *Sciences sociales et santé*, 20(4), 129-140.

TERRADE, F. 2010. « *La psychologie de la santé. De la théorie aux applications* », in P. Morchain & A. Somat (eds.), *La psychologie sociale : applicabilité et applications*. Presses universitaires de Rennes.

3. Quiz

Choisissez une seule réponse pour chaque question.

1-Un psychologue de la santé qui mène des recherches sur les influences culturelles sur la perception de la douleur s'appuierait sur quel domaine de la psychologie ?

(a) La psychologie du développement

(b) La psychologie sociale

(c) La psychologie cognitive

(d) La psychologie évolutionniste

2-Lequel des éléments suivants n'est pas un domaine d'intérêt central en psychologie de la santé ?

(a) Les comportements liés à la santé (p. ex., exercice, alimentation)

(b) La gestion du stress

(c) Les déterminants sociaux de la santé

(d) Les techniques de chirurgie du cerveau

3-Un psychologue de la santé qui étudie les facteurs influençant les taux de vaccination contre la grippe est très probablement en train d'enquêter sur :

(a) L'efficacité des différents types de vaccins

(b) Les obstacles psychologiques à la vaccination

(c) Le développement du virus de la grippe

(d) Les options de traitement pour les cas de grippe grave

4-Un psychologue de la santé peut recommander la méditation de pleine conscience à un client souffrant d'anxiété, car elle peut l'aider à :

(a) Réprimer toutes les émotions négatives

(b) Augmenter les sentiments de culpabilité et de honte

(c) Développer une plus grande conscience des pensées et des sentiments

(d) Éliminer les événements stressants de la vie

5-Les personnes ayant un sentiment élevé d'auto-efficacité sont plus susceptibles de :

(a) Croire qu'ils sont impuissants à contrôler leur santé

(b) Se fixer des objectifs irréalistes

(c) Développer des mécanismes d'adaptation malsains

(d) Adopter des comportements positifs en matière de santé

FICHE 2 – HISTOIRE DE LA PSYCHOLOGIE MÉDICALE ET DE LA SANTÉ

La santé a depuis longtemps été appréhendée dans le cadre du dualisme et la relation dialectique entre l'esprit et le corps. La présente fiche explore l'histoire de la psychologie de la santé dans le monde avec un focus sur l'essor de cette spécialité au Maroc.

Les graines d'une réflexion philosophique sur la psychologie de la santé ont été semées dès le 5ème siècle avant notre ère. Hippocrate, le « père de la médecine », a mis l'accent sur une approche holistique de la santé, en tenant compte de l'influence de l'environnement, de l'alimentation et des émotions sur le bien-être physique. Il croyait que la santé provenait d'un équilibre de quatre humeurs : le sang, la bile jaune, la bile noire et les mucosités. Les déséquilibres dans ces humeurs, théorisait-il, conduisaient à la maladie (Thivel, 1997). Cette reconnaissance précoce de la connexion entre le corps et l'esprit a jeté les premiers jalons servant de bases d'une exploration future de la psychologie médicale dans ses perspectives relationnelles et contemporaines.

Dans le cadre de l'âge d'or de la médecine arabo-musulmane, Avicenne utilisait la correspondance entre le corps et l'âme pour examiner et soigner ses patients. Il croyait que l'apparence avaient une signification et que toute déformation, déficience ou ajout anatomique avait un but (Boucetta, 2004). Cela reflétait la capacité fonctionnelle des organes internes, et en étudiant l'apparence physique, la voix, le caractère et la sensibilité du patient, Avicenne a obtenu les mêmes informations que celles que nous recherchons aujourd'hui à partir des techniques modernes d'investigation. Ceci, associé à sa profonde intuition, lui permettait de diagnostiquer facilement les maladies de ses patients, et son succès en psychanalyse était comparable à celui des maîtres de notre temps (Boucetta, 2004).

Ensuite, les 18e et 19e siècles ont vu un regain d'intérêt pour le lien entre le corps et l'esprit. Dans ce contexte, Franz Anton Mesmer, avec sa théorie du « magnétisme animal », a suscité un débat sur les influences psychologiques potentielles sur les maladies d'expression organique. Cependant, ses méthodes manquaient de rigueur scientifique (Edelman, 2009). C'est à cette époque que le terme « psychologie médicale » a émergé, avec des pionniers comme Johann Christian Reil proposant une compréhension psychologique des troubles mentaux.

Quant au 20e siècle, il a été témoin de progrès importants dans le domaine de la biologie, de la santé et de la psychologie médicale. Les théories psychanalytiques de Sigmund Freud, bien que controversées, ont mis en évidence l'impact des processus mentaux inconscients sur la santé physique. Cela a ouvert la voie au développement de la médecine psychosomatique, un domaine qui a exploré les facteurs psychologiques contribuant aux maladies organiques comme les ulcères et l'asthme (Lumley et al., 2015).

Entre-temps, au milieu du 20e siècle, l'émergence de la psychologie de la santé a marqué un tournant majeur sur le plan théorico-clinique. Alors que la médecine psychosomatique se concentrait sur la façon dont les esprits rendaient le corps malade, la psychologie de la santé visait à comprendre les facteurs psychologiques et comportementaux qui influençaient le bien-être des individus ainsi que la prévention des maladies (Lumley et al., 2015).

Aujourd'hui, la psychologie de la santé est un domaine florissant doté d'une solide base de recherche empirique et basée sur les épreuves scientifiques quant à l'efficacité de ses approches diagnostiques et thérapeutiques. Dans ce cadre, les psychologues étudient l'impact du stress sur le système immunitaire, élaborent des interventions pour promouvoir des comportements sains et aident les patients à faire face aux maladies chroniques telles que le cancer et les maladies neurodégénératives. De plus, la psychologie médicale, qui met l'accent sur les aspects psychologiques des soins médicaux, joue un rôle crucial dans l'amélioration des pronostics des maladies et dans l'optimisation de la communication médicale entre les professionnels de la santé et les patients.

Même si le contexte spécifique de la psychologie de la santé au Maroc n'est pas abordé, les obstacles et les facilitateurs identifiés la littérature scientifique peuvent être pertinents dans des contextes similaires. Ceux-ci incluent des facteurs humains, logistiques, organisationnels, culturels et systémiques qui peuvent entraver ou favoriser la mise en œuvre réussie des interventions en psychologie médicale. Comprendre ces facteurs est crucial pour adapter les initiatives en implémentation d'une psychologie de la santé qui est adaptée aux besoins uniques de différentes populations et régions (Brantnell et al., 2023).

En résumé de cette fiche, l'histoire de la psychologie médicale a évolué depuis les anciennes théories humorales jusqu'aux techniques modernes de gestion du stress afin de comprendre l'interaction complexe entre le bien-être psychologique et l'état physique de l'individu. Au fur et à mesure que les soins de santé continuent d'évoluer, l'intégration de ces domaines sera de plus en plus cruciale pour fournir une prise en charge holistique et centrée sur le patient.

1. Vignette clinique

Sarah est une comptable âgée de 42 ans.

Motif de consultation : Sarah a été en surpoids pendant la majeure partie de sa vie et est maintenant classée comme obèse. Elle éprouve de la fatigue, une faible estime de soi et de la difficulté à suivre le rythme de ses enfants actifs.

Diagnostic : un journal d'auto-surveillance révèle que Sarah s'adonne à une alimentation émotionnelle, en particulier en prenant des collations sucrées après des journées de travail stressantes. Elle évite de faire de l'exercice en raison de problèmes d'image corporelle.

Intervention thérapeutique : bien que Sarah désire améliorer sa santé et son niveau d'énergie, elle a du mal à trouver sa motivation intrinsèque et craint la difficulté perçue d'apporter des changements durables. Se fixer des objectifs réalistes à court terme aide à renforcer sa confiance. Par exemple, viser une marche de 30 minutes trois fois par semaine est plus gérable qu'une routine quotidienne ambitieuse de gym. La prise en charge implique les moyens suivants :

- La restructuration cognitive vise à identifier et remettre en question le discours intérieur négatif. Sarah peut recadrer ses émotions négatives et utiliser des affirmations de soi positives pour renforcer la confiance en sa capacité à réussir.
- Les techniques de gestion du stress telles que la relaxation, la respiration profonde et la pleine conscience qui peuvent aider Sarah à gérer le stress et à réduire son recours à l'alimentation émotionnelle « emotional binge eating ».
- Le soutien social en s'engageant dans un groupe de soutien pour perdre du poids peut donner à Sarah un sentiment de communauté et de responsabilité. L'intégration progressive d'activités physiques agréables, comme la marche avec ses enfants, peut augmenter l'adhésion à l'exercice.

Pronostic : il peut être nécessaire de s'attaquer aux déclencheurs émotionnels sous-jacents de l'alimentation émotionnelle. Un contrôle de ses affects ainsi qu'une pleine conscience de son alimentation induira :

- Une perte de poids et une amélioration de la santé physique
- Une augmentation des niveaux d'énergie et une amélioration de l'humeur
- Un développement de mécanismes d'adaptation plus sains au stress
- Une amélioration de l'image corporelle et de l'estime de soi

- Une augmentation de la motivation et de l'auto-efficacité pour maintenir des comportements sains

Cette étude de cas démontre comment la psychologie de la santé peut être utilisée pour donner des moyens afin de lutter contre l'obésité. En comprenant les facteurs psychologiques qui contribuent aux difficultés de gestion du poids de Sarah, il est possible d'élaborer un plan d'intervention complet pour promouvoir des changements de mode de vie sains et améliorer son bien-être général.

2. Bibliographie

BOUCETTA, O. 2004. « Ibn Sina (avicenne) Sa vie, son oeuvre médicale », *Maroc Médical*, 26(2).

BRANTNELL, A., TEMIZ, S., BARALDI, E., WOODFORD, J., & VON ESSEN, L. 2023. "Barriers to and Facilitators of the Implementation of Digital Mental Health Interventions as Perceived by Primary Care Decision Makers: Content Analysis of Structured Open-Ended Survey Data", *JMIR Human Factors*, 10, e44688.

EDELMAN, N. 2009. « Un savoir occulté ou pourquoi le magnétisme animal ne fut-il pas pensé « comme une branche très curieuse de psychologie et d'histoire naturelle » ?. », *Revue d'histoire du XIXe siècle. Société d'histoire de la révolution de 1848 et des révolutions du XIXe siècle*, (38), 115-132.

LUMLEY, M. A., ZIADNI, M. S., ARFKEN, C. L., & HAMMAD, A. 2015. *Health psychology: The interface between psychology and medicine*, in *Handbook of Arab American Psychology* (pp. 331-343). Routledge.

THIVEL, A. 1997. « Hippocrate et la théorie des humeurs », *Noesis*, (1), 85-108.

3. Quiz

Choisissez la meilleure réponse pour chaque question.

1. Les premières racines de la psychologie médicale remontent :

(a) Au développement des produits pharmaceutiques modernes au XIXe siècle.

(b) Aux idées des philosophes grecs anciens sur la connexion corps-esprit.

(c) A l'émergence de la psychanalyse par Sigmund Freud au début du XXe siècle.

(d) A la montée du mouvement behavioriste en psychologie au milieu du XXe siècle.

2. Lequel des personnages suivants n'a pas eu un rôle significatif dans le développement précoce de la psychologie médicale ?

(a) Hippocrate qui a plaidé en faveur d'une approche holistique de la santé, en prenant en compte à la fois les facteurs physiques et mentaux.

(b) Emil Kraepelin en étant un pionnier d'un système de classification moderne des troubles mentaux

(c) Wilhelm Wundt en créant le premier laboratoire de psychologie expérimentale et en mettant l'accent sur les méthodes scientifiques.

(d) Benjamin Rush qui a plaidé pour un traitement plus humain de la maladie mentale.

3. L'émergence de la psychanalyse au début du XXe siècle a :

(a) Axé sur les bases biologiques de la maladie mentale et le traitement médicamenteux.

(b) Souligné le rôle des pensées, des sentiments et des conflits inconscients dans la santé mentale.

(c) Prôné l'utilisation de techniques de modification du comportement pour traiter les troubles mentaux.

(d) Plaidé en faveur des facteurs sociaux et environnementaux qui influencent la santé mentale et le bien-être.

4. La psychologie médicale moderne englobe un éventail plus large d'interventions, notamment :

(a) Les pratiques de saignée et d'exorcisme des civilisations anciennes.

(b) Une concentration exclusive sur l'utilisation de médicaments psychotropes à des fins thérapeutiques.

(c) La psychothérapie, thérapie cognitivo-comportementale et interventions comportementales.

(d) L'étude du cerveau et du système nerveux indépendamment des aspects psychologiques.

5. L'état actuel de la psychologie médicale se caractérise par :

(a) Le recours à une approche théorique unique pour comprendre et traiter les troubles mentaux.

b) Une approche intégrée, s'appuyant sur divers modèles théoriques et pratiques fondées sur des données probantes.

(c) Une concentration uniquement sur les médicaments comme principale approche de traitement de la maladie mentale.

(d) Un déclin de l'importance de la relation médecin-patient dans la promotion de la santé mentale.

FICHE 3 – LES DÉTERMINANTS PSYCHOSOCIAUX DE LA SANTÉ

La santé d'une personne est influencée par des interactions complexes entre des facteurs individuels, socio-environnementaux et économiques. Il existe différents modèles explicatifs de ces déterminants de la santé. Certains mettant l'accent sur le rôle des conditions de naissance et de vie en petite enfance alors que d'autres se focalisent sur l'effet cumulatif défavorable des déterminants sociaux et économiques se combinant et interagissant tout au long de la vie, avec un impact différencié selon les individus, les pays, les régions, les systèmes socio-économiques, etc.

La santé a été longtemps considérée comme un état binaire entre l'existence de la maladie ou de son absence, est reconnue actuellement comme ayant de multiples facettes d'allure organique, mentale et psycho-sociale. Dans ce contexte, les déterminants psychosociaux de la santé (DPS) représentent les fils invisibles de ces connexions, exerçant une influence profonde, mais souvent sous-estimée, sur l'adoption des comportements raisonnés et responsables en matière de santé. Cette fiche explorera ces différents déterminants en se penchant sur ses diverses catégories et analysera leur impact sur la santé des individus et de la population d'une façon générale.

Le modèle de la CSDH/CDSS (CSDH : Commission on Social Determinants of Health ; CDSS : Commission des déterminants sociaux de la santé) de l'OMS, qui rassemble l'ensemble des déterminants reconnus, est fondé sur les interactions entre des déterminants structurels des inégalités sociales de santé et des déterminants intermédiaires de l'état de santé. Les DPS englobent un large éventail de facteurs sociaux, économiques, culturels et psychologiques qui façonnent les trajectoires du diagnostic et du pronostic en matière de santé (Nache et Trudeau, 2000). Ces facteurs agissent tout au long de la vie de l'individu sur la prédisposition à la maladie, à l'adoption des comportements de santé, à l'accès aux soins de santé et au bien-être général :

- Facteurs sociaux : les liens sociaux, la discrimination et l'exposition à la violence laissent tous des effets sur les individus. De solides réseaux de soutien social agissent comme un bouclier contre le stress, favorisant des comportements sains et favorisant la résilience (Goldberg et al., 2002). À l'inverse, l'isolement social et la discrimination systémique peuvent exacerber le stress et contribuer aux maladies chroniques.
- Facteurs économiques : un faible statut socio-économique (SSE) est associé à un risque plus élevé de maladies chroniques comme les maladies cardiovasculaires et le diabète. Des facteurs tels que l'insécurité financière due à l'inflation, l'accès limité à l'éducation et à l'emploi ainsi qu'un logement inadéquat contribuent tous à cette disparité en matière de santé. (Bruchon-Schweitzer et Boujut, 2021).
- Facteurs culturels : les croyances et les pratiques culturelles concernant l'alimentation, l'activité physique et les comportements motivant la consultation médicale ont un impact significatif sur l'acceptation du diagnostic ainsi que l'observance thérapeutique. La compétence culturelle en matière de prestation de soins de santé est cruciale pour remédier à ces disparités et garantir un accès équitable aux services de prévention et de traitement.
- Facteurs psychologiques : le stress, l'anxiété, la dépression et les mécanismes d'adaptation négatifs influencent considérablement l'état de santé. Le stress chronique affaiblit le système immunitaire et augmente la vulnérabilité aux maladies. À l'inverse, les émotions positives et les stratégies d'adaptation efficaces (le coping) favorisent la résilience et le bien-être général. (Bruchon-Schweitzer et Boujut, 2021).

Il est à noter que l'impact des DPS s'étend au-delà de la santé individuelle. Ils créent des disparités en matière de santé entre les populations, les communautés marginalisées étant souvent les plus touchées par les déterminants sociaux négatifs :

- Effets sur le voisinage : les conditions de vie dans les quartiers défavorisés manquent souvent d'accès à des options alimentaires saines, à des espaces sûrs pour l'activité physique et à des établissements de santé de qualité. Cela crée un terrain fertile pour l'émergence de problèmes en matière de santé communautaire.
- Expériences précoces de la vie : les expériences traumatisantes lors de l'enfance telles que la maltraitance, la négligence, la conjugopathie et le dysfonctionnement domestique peuvent avoir un impact durable sur la santé physique et mentale tout au long de la vie (Doré et Caron, 2017).

Ainsi il est clair que la compréhension des DPS est une première étape cruciale vers la promotion de l'équité en santé (Wilkinson et Marmot, 2004). Les interventions de santé publique peuvent cibler ces facteurs afin de créer un environnement plus favorable aux comportements sains incluant :

- La politique sociale : les politiques de promotion de la sécurité du revenu, du logement abordable et de la qualité de l'éducation peuvent atténuer les effets négatifs d'un faible SSE.
- Le développement communautaire : les investissements dans les centres communautaires, les espaces verts et les points de vente d'aliments de bonne qualité peuvent rendre les choix sains plus accessibles.
- Soins adaptés à la culture : les systèmes de soins de santé doivent être culturellement compétents pour répondre aux besoins et aux croyances uniques de diverses populations.

En guise de conclusion, le concept de DPS souligne la complexité et l'interdépendance des facteurs sociaux, économiques, culturels et psychologiques de la santé. En reconnaissant ses fils invisibles, nous pouvons nous diriger vers une approche plus holistique. Grâce à des interventions ciblées et à un engagement à l'égard de l'équité en santé, nous pouvons renforcer les filaments invisibles et donner aux personnes et aux communautés les moyens d'atteindre leur plein potentiel en matière d'accès, de justice en soins de santé.

1. Vignette clinique

Omar est un garçon âgé de 16 ans vivant à Fès. Il souffre de fréquentes crises d'asthme. Il vient d'une famille à faible revenu vivant dans un appartement surpeuplé, exposé à la poussière et à la moisissure. Omar est inquiet à cause de son asthme et évite toute activité physique par crainte de déclencher une crise.

Contexte familial : ce cas met en évidence l'interaction des facteurs sociaux, culturels et psychologiques contribuant à la gestion de l'asthme chez un jeune garçon marocain. Le modèle des déterminants psychosociaux de la santé met l'accent sur l'impact des facteurs sociaux et psychologiques sur les résultats en matière de santé.

-Facteurs sociaux :

-Statut socio-économique : les faibles revenus de la famille d'Omar limitent l'accès à un logement convenable et potentiellement son accès aux fruits et légumes frais, ce qui a un impact sur sa santé globale et potentiellement des déclencheurs d'asthme.

-Facteurs environnementaux : l'exposition aux acariens et à la moisissure dans leur appartement surpeuplé peut exacerber les symptômes d'asthme d'Omar.

Facteurs psychologiques : l'anxiété d'Omar face aux crises d'asthme peut conduire à des comportements d'évitement, y compris l'activité physique, ce qui a un impact supplémentaire sur sa santé et son bien-être.

Intervention thérapeutique :

-Prise en charge médicale : il est important de veiller à ce qu'Omar reçoive des soins médicaux appropriés, y compris l'observance des médicaments et une éducation sur les déclencheurs de l'asthme et les stratégies de gestion.

-Mobilisation du soutien social : cette action consiste à impliquer la famille d'Omar dans le plan de soins contre l'asthme, en explorant les programmes d'aide financière pour améliorer les conditions de logement et donner accès à des options alimentaires saines. Il est important d'envisager les ressources communautaires pour les groupes de soutien destinés aux familles souffrant d'asthme.

-Psychoéducation : il est crucial d'éduquer Omar et sa famille sur l'asthme, ses déclencheurs et ses techniques de suivi. Il est important d'aborder toute idée fausse concernant les remèdes traditionnels.

-Thérapie cognitivo-comportementale (TCC) : il est souhaitable d'utiliser la TCC pour aider Omar à gérer son anxiété liée aux crises d'asthme, en favorisant un mode de vie plus actif et épanouissant.

Pronostic et résultats estompés : cette approche prend en compte les facteurs sociaux, culturels et psychologiques qui contribuent au traitement de l'asthme d'Omar :

- Réduction des crises d'asthme pour Omar grâce à une meilleure observance des médicaments et à l'évitement des déclencheurs.
- Amélioration des capacités d'adaptation pour gérer l'anxiété liée à l'asthme.
- Soutien familial accru et conditions de vie améliorées pour Omar.

Ce cas démontre les limites de se concentrer uniquement sur les aspects médico-biologiques de l'asthme. En reconnaissant les déterminants psychosociaux de la santé et en mettant en œuvre une approche globale, Omar peut bénéficier d'un meilleur contrôle de l'asthme, d'une meilleure observance thérapeutique et d'une meilleure qualité de vie.

2. Bibliographie

BRUCHON-SCHWEITZER, M., & BOUJUT, E. 2021. *Psychologie de la santé : Concepts, méthodes et modèles*. 2e éd. Dunod.

DORE, I., & CARON, J. 2017. « Santé mentale : concepts, mesures et déterminants », *Santé mentale au Québec*, 42(1), 125-145.

GOLDBERG, M., MELCHIOR, M., LECLERC, A., & LERT, F. 2002. « Les déterminants sociaux de la santé : apports récents de l'épidémiologie sociale et des sciences sociales de la santé », *Sciences sociales et santé*, 20(4), 75-128.

NACHE, C., & TRUDEAU, F. 2000. « Déterminants psychosociaux des comportements de santé : approches théoriques et opérationnalisation en éducation pour la santé », *Spirale-Revue de recherches en éducation*, 25(1), 89-109.

WILKINSON, R. G., & MARMOT, M. (Eds.). 2004. *Les déterminants sociaux de la santé : les faits*. WHO Regional Office Europe.

3. Quiz

Choisissez la meilleure réponse pour chaque question.

1. Le modèle des déterminants psychosociaux de la santé met l'accent sur l'impact :

(a) Des facteurs biologiques tels que la génétique et les processus pathologiques sur les pronostics en matière de santé.

(b) Des facteurs sociaux, culturels, psychologiques et économiques affectant la santé et le bien-être.

(c) Des progrès médicaux et des interventions en matière de soins de santé dans l'amélioration de la santé.

(d) Des choix de comportement individuels en tant que principaux déterminants de l'état de santé.

2. Un exemple de déterminant social de la santé pourrait être :

(a) Les gènes spécifiques liés à une maladie particulière.

(b) Accès à une éducation de qualité et à des opportunités d'emploi.

(c) L'efficacité d'un médicament nouvellement développé pour une maladie chronique.

(d) Les facteurs de risque individuels d'une personne de développer une maladie particulière.

3. Une croyance culturelle concernant la maladie pourrait être considérée comme :

(a) Un facteur universel influençant les résultats en matière de santé dans toutes les populations.

(b) Un facteur dépassé et hors de propos dans le système de santé moderne).

(c) Un déterminant psychosocial potentiel de la santé spécifique à une culture particulière

d) Un indicateur fiable de l'efficacité d'un traitement médical particulier.

4. Un exemple de facteur psychologique influençant la santé pourrait être :

(a) La présence d'un virus ou d'une bactérie particulière provoquant une infection.

(b) Le stress chronique et son impact sur le système immunitaire.

(c) La disponibilité de différentes options de traitement pour une maladie spécifique.

(d) L'âge d'un patient au moment du diagnostic d'une maladie particulière.

5. La prise en compte des déterminants psychosociaux de la santé dans les soins peut conduire à :

(a) Une focalisation plus étroite sur la responsabilité individuelle du patient à l'égard de sa santé.

(b) Une compréhension plus large des facteurs qui influencent les disparités en matière de santé entre les populations.

(c) Ignorer l'importance des interventions médicales pour résoudre les problèmes de santé.

(d) Donner la priorité aux croyances culturelles plutôt qu'aux pratiques médicales fondées sur des preuves.

FICHE 4 – L'EXPÉRIENCE DE LA MALADIE

L'expérience de la maladie déclenche souvent une nouvelle identité ainsi qu'une transition vers un statut de patient en induisant des transformations psychologiques profondes. Cette fiche explorera ces différents changements intra et interpersonnels, en examinant les processus émotionnels et cognitifs qui façonnent ses expériences chez le patient et son entourage.

Il est à noter que la première rencontre avec la maladie peut susciter un large éventail d'émotions chez les enfants (Van Broeck et Van Rillaer, 2012) et les adultes (Fischer, 2013). La peur, le choc, l'anxiété et l'incertitude sont des réactions courantes lorsque les individus confrontent les conséquences potentielles de leur état de santé. Alors que le déni, la colère et même le marchandage avec une puissance supérieure d'ordre spirituel et divine peuvent également faire surface (Le Coz, 2015), ces premières réactions émotionnelles sont cruciales pour traiter la réalité de la maladie et s'adapter aux changements potentiels qu'elle peut apporter.

Au fur et à mesure que les individus passent au statut du malade, ils font appel à divers mécanismes d'adaptation pour gérer les défis émotionnels et existentiels induits par l'étiquette du diagnostic et l'expérience de la maladie. Les stratégies d'adaptation les plus courantes sont les suivantes :

- La recherche d'information : les patients recherchent activement des informations sur leur état de santé afin d'acquérir un sentiment de contrôle et de réduire l'incertitude (Bonino, 2008).

- Le recadrage positif : se concentrer sur les avantages potentiels du traitement et les résultats positifs peut améliorer la résilience et l'adhésion aux plans de traitement.

- Soutien social : des liens sociaux solides procurent un soutien émotionnel et un sentiment d'appartenance, ce qui est crucial pour faire face aux défis de la maladie (Bonino, 2008).

Dans cette nouvelle dynamique relationnelle et réalité diagnostique, le rôle du patient s'accompagne d'un ensemble d'attentes et de perceptions qui influencent son comportement. La confiance envers les professionnels de la santé est primordiale, et une communication efficace s'avère essentielle pour favoriser un sentiment de collaboration dans le traitement des symptômes de la maladie (Ogden, 2014).

D'une part, il est fréquent que les patients peuvent également éprouver des sentiments d'impuissance, de dépendance et de frustration face aux limitations imposées par leur maladie. Certaines maladies chroniques présentent des défis psychologiques uniques comme c'est le cas des patients souffrant de douleur chronique qui peuvent souffrir de dépression et d'anxiété. De plus, les personnes atteintes de cancer peuvent être aux prises avec des questions existentielles et la peur de la mort. De ce fait, la compréhension de ces défis spécifiques permet aux professionnels de la santé d'adapter les interventions et d'offrir des soins plus holistiques. (Ogden, 2014).

D'autre part, il reste à noter que le contexte culturel influence considérablement les perceptions de la maladie et les comportements de quête de soins de santé. Certaines cultures mettent l'accent sur des approches individualistes de la santé, tandis que d'autres privilégient la participation de la famille aux décisions en matière de traitement. La compétence culturelle est cruciale pour que les professionnels de la santé puissent fournir des soins efficaces et respectueux à une population diversifiée de patients.

En somme, la psychologie du patient provoque une myriade d'émotions et de cognitions dans une dynamique d'acceptation ou de déni du nouveau statut. La compréhension de ces processus psychologiques permet aux professionnels de la santé de mieux soutenir les patients alors qu'ils font face aux défis de la maladie. En reconnaissant les aspects émotionnels et sociaux de la maladie, une approche des soins de santé davantage sera centrée sur le patient, favorisant non seulement la guérison du mal physique, mais aussi promouvant le bien-être mental, spirituel et psychologique.

1. Vignette clinique

Patient : Ahmed est un pompier à la retraite âgé de 58 ans.

Motif de consultation : Ahmed a été admis à l'hôpital pour une arthroplastie du genou. Bien qu'il se rétablisse bien, il présente des signes d'anxiété et de dépression. Il fait état de troubles du sommeil, d'une perte d'appétit et d'un retrait social.

Diagnostic : il exprime des sentiments d'impuissance et de frustration en raison de sa dépendance à l'égard des autres pour ses besoins fondamentaux. Il s'inquiète de la perte potentielle d'autonomie et de sa capacité à reprendre son mode de vie actif après l'opération. L'identité de Ahmed est fortement liée à ses capacités physiques. Le fait d'être hospitalisé et dépendant des autres perturbent son sens de l'autonomie et de l'autosuffisance. L'incertitude quant au processus de rétablissement et aux complications potentielles alimente son anxiété.

Plan d'intervention thérapeutique : La résistance initiale de Ahmed à l'intervention psychologique doit être abordée avec empathie et une approche collaborative. Le rythme effréné de l'environnement hospitalier peut limiter le temps disponible pour une intervention psychologique approfondie :

- La psychoéducation : fournir de l'information sur les réactions émotionnelles normales à l'hospitalisation peut normaliser les sentiments de Ahmed et réduire son anxiété.
- Le recadrage cognitif : aider Ahmed à identifier et à remettre en question le discours intérieur négatif en se concentrant sur ses progrès et son potentiel de regagner son indépendance.
- Les techniques de relaxation : l'enseignement de techniques de relaxation comme la respiration profonde et

l'imagerie guidée peut aider à gérer l'anxiété et à améliorer la qualité du sommeil.

- Le soutien social : encourager Ahmed à communiquer avec sa famille et ses amis favorise un sentiment d'appartenance.

- L'ergothérapie : faire participer Ahmed à des activités qui favorisent un sentiment d'accomplissement et renforcent la confiance en sa capacité de retrouver ses capacités physiques.

Pronostic :

- Réduction des symptômes d'anxiété et de dépression
- Amélioration de la qualité du sommeil
- Sentiment accru de contrôle et d'optimisme quant à la reprise
- Amélioration des mécanismes d'adaptation pour gérer la frustration et la dépendance
- Élaboration d'objectifs réalistes pour retrouver l'autonomie

Cette étude de cas démontre les différentes réactions psychologiques que peuvent éprouver les patients hospitalisés. Le cas de Ahmed met en évidence l'importance d'aborder les aspects émotionnels et sociaux de l'hospitalisation. En offrant un soutien psychologique, les professionnels de la santé peuvent doter les patients de mécanismes d'adaptation pour relever les défis de l'hospitalisation et favoriser un processus de rétablissement plus efficace, tant sur le plan physique qu'émotionnel.

2. Bibliographie

BONINO, S. 2008. *Vivre la maladie : ces liens qui me rattachent à la vie*. De Boeck Supérieur.

FISCHER, G. N. 2013. *Psychologie du cancer : un autre regard sur la maladie et la guérison*. Odile Jacob.

KOLECK, M., BRUCHON-SCHWEITZER, M., & BOURGEOIS, M. L. 2003. *Stress et coping : un modèle intégratif en psychologie de la santé, in Annales Médico-psychologiques, revue psychiatrique* (Vol. 161, No. 10, pp. 809-815). Elsevier Masson.

LE COZ, P. 2015. L'exigence de sens du patient. *Ethics, Medicine and Public Health,* 1(2), 230-238.

OGDEN, J. 2014. *Psychologie de la santé*. De Boeck Supérieur.

VAN BROECK, N., ET VAN RILLAER, J. 2012. *L'accompagnement psychologique des enfants malades*. Odile Jacob.

3. Quiz

Choisissez la bonne réponse pour chaque question.

1-Laquelle des réponses suivantes est la moins classique chez un patient lors du diagnostic initial d'une maladie grave ?

(a) Déni

(b) Soulagement

(c) Anxiété

(d) Colère

2-Un patient atteint d'une maladie chronique comme le cancer peut éprouver tous les symptômes suivants, SAUF :

(a) La peur de la mort

(b) L'isolement social

(c) L'amélioration des mécanismes d'adaptation au fil du temps

(d)La difficulté à gérer la douleur

3-Lequel des énoncés suivants n'est pas une stratégie d'adaptation utile pour un patient hospitalisé ?

(a) Rechercher d'informations sur son état

(b) S'isoler des autres

(c) Recadrer positivement la situation

(d) Construire des réseaux de soutien social

4-Un facteur culturel qui peut influer sur l'expérience d'un patient en matière de soins de santé est :

(a) Sa langue de communication préférée

(b) L'implication de leur famille dans la prise de décision

(c) A et b

(d) Ni a ni b

5-Un défi psychologique courant pour un patient qui se remet d'une intervention chirurgicale peut être :

(a) L'excitation à l'idée de retrouver sa mobilité

(b) La frustration liée à la dépendance à l'égard des autres

(c) Le désintérêt pour la physiothérapie

(d) Se sentir trop confiant quant à la récupération

FICHE 5 – ÊTRE UN MALADE CHRONIQUE

Les maladies chroniques, définies par leur nature persistante et nécessitant souvent une prise en charge continue, représentent un défi important pour les systèmes de santé du monde entier. Cette fiche explore les complexités des soins prodigués aux patients ayant des maladies chroniques, en mettant l'accent sur la nécessité d'une approche globale et centrée sur le patient afin d'optimiser les bons pronostics en matière de traitement et de bien-être.

Tout d'abord, les maladies chroniques englobent un large éventail d'affections, telles que le diabète, les affections cardiaques et la maladie pulmonaire obstructive chronique (MPOC). Ces conditions sont caractérisées par la nécessité d'interventions médicales continues, de modifications du mode de vie et de stratégies d'autogestion (Deter, 2012 ; Fischer, 2013):

- L'autogestion des maladies : les maladies chroniques nécessitent souvent des schémas thérapeutiques complexes, l'observance thérapeutique et une surveillance régulière, ce qui pose des défis aux patients et aux systèmes de santé.

- L'engagement des patients : pour obtenir des traitements optimaux, il est essentiel de donner aux patients les moyens de participer activement à leurs soins par le biais de l'éducation à l'autogestion et de favoriser la prise de décisions partagées.

- Les comorbidités : la présence de plusieurs maladies chroniques peut compliquer davantage les plans de traitement et nécessiter une approche holistique.

- Les aspects psychosociaux : les maladies chroniques peuvent avoir un impact significatif sur le bien-être mental, la dépression et l'anxiété étant des affections concomitantes courantes.

- Les déterminants psychosociaux de la santé : des facteurs tels que le statut socioéconomique (SSE), l'accès à des aliments de bonne qualité, aux réseaux de transport, et les réseaux de soutien social jouent un rôle essentiel dans la gestion des maladies chroniques.

Une approche globale des soins aux patients chroniques (Peljak, 2011 ; Gauchet et al., 2012) nécessite de passer d'un traitement uniquement axé sur la maladie à un modèle centré sur le patient. Ce modèle met l'accent sur :

- Les plans de soins individualisés : adapter les plans de traitement pour tenir compte des besoins, des préférences et des antécédents médicaux spécifiques de chaque patient.

- L'éducation des patients : responsabiliser les patients par l'éducation sur leur état, la gestion des médicaments et les stratégies d'autogestion.

- Le soutien à l'autogestion : fournir des outils et des ressources pour aider les patients à participer activement à leurs décisions en matière de soins de santé et à la gestion quotidienne de leur maladie.

- Les programmes de gestion des maladies chroniques : mise en œuvre de programmes structurés qui offrent des soins coordonnés, un soutien à la gestion des médicaments et un encadrement en matière de mode de vie.

- Répondre aux besoins psychosociaux : intégrer le dépistage et les interventions en santé mentale pour traiter la dépression et l'anxiété concomitantes associées aux maladies chroniques.

- Tenir compte des déterminants sociaux de la santé : s'attaquer à des facteurs tels que l'insécurité alimentaire, l'instabilité du logement et le manque de soutien social afin de créer un environnement plus favorable à la prise en charge des maladies chroniques.

- Amélioration des bons pronostics des maladies : une prise en charge efficace des maladies chroniques peut mener à de meilleurs pronostics cliniques, à une réduction des hospitalisations et à une meilleure qualité de vie pour les patients.

- Réduction des coûts des soins de santé : l'optimisation des soins peut entraîner des économies grâce à une meilleure observance des médicaments, à la prévention des complications et à la réduction des taux de réadmission à l'hôpital.

- Autonomisation « empowerment » des patients : l'éducation des patients et le soutien à l'autogestion permettent aux patients de se sentir plus en contrôle de leur santé et de leur bien-être.

En guise de conclusion de cette fiche, il est important d'admettre que les maladies chroniques représentent un défi complexe pour les soins de santé (Untas et al., 2012). En adoptant un modèle centré sur le patient qui donne la priorité à l'éducation des patients, au soutien à l'autogestion et qui répond aux besoins physiques et psychosociaux, nous pouvons améliorer les pronostics en matière de santé, le bien-être et, en fin de compte, créer un système de soins de santé équitable et plus durable pour les personnes atteintes de maladies chroniques. De plus, la prise en compte des déterminants sociaux de la santé et la promotion de milieux de vie sains sont des éléments cruciaux pour optimiser les soins aux patients chroniques et promouvoir la santé de la population.

1. Vignette clinique

Fatiha est une femme au foyer marocaine âgée de 42 ans. Elle a été diagnostiquée d'une cardiopathie associée à un diabète.

Motif de consultation : Au début, Fatiha a du mal à s'adapter aux changements alimentaires et se sent dépassée par le régime médicamenteux. Sur le plan culturel, la nourriture joue un rôle central dans les rassemblements sociaux marocains, et Fatiha s'inquiète de l'isolement social dû aux restrictions alimentaires. De plus, elle éprouve de l'anxiété et de la frustration quant à la gestion de sa maladie.

Intervention thérapeutique : le modèle biopsychosocial constitue un cadre pour comprendre les défis de Fatiha en matière d'observance thérapeutique, de modifications alimentaires et de détresse émotionnelle. Une approche multidimensionnelle qui tient compte des besoins biologiques, de la détresse psychologique et du contexte social de Fatiha est nécessaire de mettre en place :

- Un traitement médical qui permet à Fatiha une éducation adaptée ses connaissances sur le diabète, l'utilisation des médicaments pour sa cardiopathie et les complications potentielles.

- Des conseils nutritionnels en élaborant un régime personnalisé pour personnes diabétiques qui intègre des recettes de la cuisine marocaine traditionnelle tout en respectant les recommandations diététiques saines. Il est préférable de faire appel à un nutritionniste qui connaît bien les particularités de la cuisine marocaine.

- La mobilisation du soutien social en faisant participer sa famille à ses changements alimentaires et à la prise en charge de son diabète.

- Aborder les croyances culturelles en explorant les croyances culturelles potentielles concernant l'alimentation et la maladie.

- Soutien psychologique en offrant des séances de thérapie individuelles pour répondre à l'anxiété et à la frustration de Fatiha. Il est souhaitable d'envisager des approches thérapeutiques adaptées à la culture, comme la méditation de pleine conscience ou les techniques de relaxation.

Pronostic : cette approche tient compte des besoins biologiques de Fatiha (gestion du diabète et de la cardiopathie), de sa détresse psychologique (anxiété) et de son contexte social (pratiques alimentaires culturelles et soutien social). Le plan de traitement reconnaît l'importance de la sensibilité culturelle dans les modifications alimentaires, la participation de la famille et la prise en compte des croyances culturelles potentielles entourant la maladie. La mise en œuvre de ces stratégies vise à :

- Doter Fatiha des connaissances et des compétences nécessaires pour gérer efficacement son diabète.
- Élaborer un régime alimentaire durable qui respecte son contexte culturel.
- Augmenter le réseau de soutien social de Fatiha et aborder les sentiments potentiels d'isolement.
- Réduire l'anxiété de Fatiha et favoriser un meilleur bien-être émotionnel dans la gestion de sa maladie.

Le cas de Fatiha illustre la valeur du modèle biopsychosocial dans la prise en charge des maladies chroniques. En tenant compte de tous les aspects de son expérience, les professionnels de la santé peuvent élaborer un plan de traitement holistique qui répond à ses besoins biologiques, psychologiques et sociaux dans un cadre adapté à sa culture. Cette approche peut permettre à Fatiha de gérer efficacement son diabète et d'améliorer son bien-être général. De plus, l'implication des membres de la famille et la prise en compte des pratiques alimentaires culturelles sont des aspects cruciaux de la promotion de l'adhésion à long terme à un mode de vie sain pour Fatiha.

2. Bibliographie

DETER, H. C. 2012. "Psychosocial interventions for patients with chronic disease", *BioPsychoSocial Medicine*, 6, 1-5.

FISCHER, G. N. 2013. *Psychologie du cancer : un autre regard sur la maladie et la guérison*. Odile Jacob.

GAUCHET, A., SHANKLAND, R., DANTZER, C., PELISSIER, S., & AGUERRE, C. 2012. « Applications cliniques en psychologie de la santé », *Psychologie française*, 57(2), 131-142.

PELJAK, D. 2011. « L'éducation thérapeutique du patient : la nécessité d'une approche globale, coordonnée et pérenne », *Santé publique*, (2), 135-141.

UNTAS, A., KOLECK, M., RASCLE, N., & BRUCHON-SCHWEITZER, M. 2012. « Du modèle transactionnel à une approche dyadique en psychologie de la santé », *Psychologie française*, 57(2), 97-110.

3. Quiz

Choisissez la bonne réponse pour chaque question.

1. Le modèle biopsychosocial met l'accent sur l'importance de comprendre les maladies chroniques en tenant compte des éléments suivants :

(a) Uniquement les facteurs biologiques qui contribuent au processus pathologique.

(b) L'interaction des facteurs biologiques, psychologiques et sociaux.

(c) Le fardeau économique que représentent les maladies chroniques pour le système de santé.

(d) Les derniers progrès en matière de mise au point de médicaments pour les maladies chroniques.

2. Un facteur biologique pris en compte dans le modèle biopsychosocial d'un patient souffrant de douleur chronique pourrait être :

(a) La crainte du patient d'une invalidité future associée à la douleur.

(b) La présence d'inflammation dans la partie du corps affectée.

(c) L'isolement social du patient en raison de ses difficultés à s'adonner à des activités qu'il aime.

(d) La pression financière liée à la gestion du coût des analgésiques.

3. Un facteur psychologique exploré dans le modèle pourrait inclure :

(a) Les médicaments spécifiques prescrits pour la maladie chronique.

(b) Les mécanismes d'adaptation du patient pour faire face aux défis de la maladie.

(c) Le nombre de rendez-vous médicaux qu'un patient a par mois.

(d) Les habitudes alimentaires du patient et leur impact sur la maladie.

4. Un facteur social pris en compte dans le modèle biopsychosocial pourrait être :

(a) Les mutations génétiques spécifiques qui contribuent au développement de la maladie.

(b) Le niveau d'activité physique du patient et son impact sur sa santé.

(c) L'accès du patient à des services de santé abordables.

(d) L'efficacité des médicaments que le patient prend pour gérer la maladie.

5.Le modèle biopsychosocial dans le traitement des maladies chroniques peut aider les professionnels de la santé à :

(a) Ne pas tenir compte de l'impact des réseaux de soutien social sur le bien-être du patient.

(b) Élaborer des interventions plus ciblées qui répondent aux besoins individuels des patients.

(c) Réduire au minimum l'importance de s'attaquer à la détresse psychologique associée aux maladies chroniques.

(d) Se concentrer uniquement sur les causes biologiques des maladies chroniques et négliger les mesures préventives.

FICHE 6 – ÊTRE UN SOIGNANT

Le corps médical, souvent stéréotypé comme étant une forteresse qui résiste contre les maladies, il n'est pas toujours à l'abri des défis psychologiques associés à la santé et au bien-être de ses propres soignants. Cette fiche se penche sur la psychologie des médecins, en explorant les facteurs de stress auxquels ils sont confrontés ainsi que les facteurs psychologiques qui influencent leur bien-être et leur pratique professionnelle.

Les médecins endossent un lourd fardeau de responsabilités qui les oblige à prodiguer des soins de qualité à leurs patients. Leurs décisions ont un impact direct sur le pronostic vital dans plusieurs maladies ce qui constitue une source importante de stress (Bioy et Bourgeois, 2003). Les longues heures de travail, le travail acharné et l'exposition constante aux affections nosocomiales ainsi qu'à la souffrance humaine sont également des facteurs de stress continus (Stoyanov, 2022).

Dans ce contexte, l'épuisement professionnel est une épidémie silencieuse. Le stress chronique peut conduire au burnout professionnel, à un état d'épuisement émotionnel, au cynisme et à une diminution du sentiment de réalisation de soi (Stoyanov, 2022). L'usure de compassion, caractérisée par l'épuisement émotionnel et le retrait des patients, présente un autre risque qui entrave la relation thérapeutique. Ces conditions ont non seulement un impact sur le bien-être du médecin, mais peuvent également compromettre la qualité des soins prodigués aux patients.

D'une part, le bien-être mental d'un médecin influence sa performance professionnelle. Le stress et l'épuisement professionnel peuvent nuire à la prise de décision, aux compétences en communication médicale et à l'empathie, autant d'aspects cruciaux de l'efficacité des soins offerts aux patients (Grassi et al., 2021). Les médecins ayant des niveaux élevés d'intelligence émotionnelle et de tolérance à la frustration, en revanche, font preuve d'une plus grande résilience et d'une plus grande adaptabilité face au stress (Grassi et al., 2021).

Sur le plan personnel, les médecins adoptent des mécanismes d'adaptation (coping) efficaces incluant :

- L'équilibre entre vie professionnelle et vie privée (work-life balance) : ils fixent des limites entre le travail et la vie personnelle pour prévenir l'épuisement professionnel.

- Le soutien social : ils établissent de liens sociaux solides avec les collègues et les proches ce qui permet d'éviter le stress.

- Les pratiques de pleine conscience : ils adoptent des techniques comme la méditation qui peuvent aider à gérer le stress et à favoriser l'autorégulation émotionnelle.

- Le recours à un professionnel en santé mentale : les psychologues et les thérapeutes peuvent fournir aux médecins des outils pour gérer leur stress ainsi que les émotions difficiles.

Sur le plan organisationnel, le système de santé a la responsabilité de favoriser une culture du bien-être chez les médecins (Stoyanov, 2022). Des mesures telles que :

- La flexibilité des horaires de travail peut aider à équilibrer le travail et la vie personnelle.

- Les programmes de soutien par les pairs peuvent favoriser un sentiment d'appartenance à la communauté et une compréhension commune des défis.

- L'accès aux ressources en santé mentale est essentiel pour les médecins qui cherchent de l'aide d'avoir accès à des services confidentiels en santé mentale.

En conclusion, la psychologie des soignants est un aspect crucial mais souvent négligé des soins de santé. Il est essentiel de reconnaître les facteurs de stress uniques auxquels ils sont confrontés et l'impact sur leur bien-être. En favorisant un environnement de travail favorable et en accordant la priorité aux ressources en santé mentale, les médecins auront un impact bénéfique sur leurs performances professionnelles, personnelles et organisationnelles. De telles conditions permettent de créer un système de soins de santé qui donne la priorité au bien-être des patients et des praticiens.

1. Vignette clinique

Dre Fatima est médecin cardiologue hospitalier âgée de 35 ans et habitant à Rabat, souffre d'un stress et d'un épuisement croissants. Elle se sent obligée de remplir le rôle de « médecin de famille » auprès de nombreux patients, dépassant ainsi sa spécialité, tout en étant confrontée à de longues heures de travail et à des ressources limitées. De plus, les attentes de la société pèsent lourdement sur elle, en tant que médecin accomplie, qui doit contribuer financièrement à sa famille élargie.

Contexte : ce cas met en évidence les facteurs de stress psychologique auxquels sont confrontés les médecins marocains, notamment la charge de travail, les ressources limitées, les attentes culturelles et les potentiels sentiments d'isolement. La nature exigeante de la profession médicale, combinée à de longues heures de travail et à des ressources limitées, peut conduire à l'épuisement professionnel. De ce fait, Dre Fatima pourrait éprouver un sentiment d'isolement en raison de l'intensité de son travail et des difficultés qu'elle rencontre pour discuter de son stress avec ses collègues ou sa famille.

Intervention thérapeutique :

- Meilleur équilibre travail-vie personnelle : il est important d'explorer les options de gestion de la charge de travail, notamment la délégation de tâches ou des modalités de travail flexibles.

- Groupes de soutien par les pairs ou mentorat : cela permettra à Dre Fatima d'être en contact avec des groupes de soutien par les pairs ou un mentor qui peut comprendre ses défis professionnels et lui offrir un soutien émotionnel et des conseils.

Résultats attendus : Ce cas met en évidence la nécessité d'une approche multidimensionnelle en implémentant des stratégies d'adaptation individuelles, des changements sur le lieu de travail et la sensibilité culturelle via :

- La réduction du stress et de l'épuisement professionnel pour Dr Fatima grâce à un meilleur équilibre travail-vie personnelle et à l'accès à des systèmes de soutien.
- La satisfaction et motivation au travail améliorées grâce au mentorat et au soutien par les pairs.
- Un système de santé qui reconnaît le bien-être de ses médecins, conduisant potentiellement à une amélioration de la rétention et des soins aux patients.

Le cas du Dr Fatima illustre les expériences psychologiques complexes rencontrés par les médecins. En luttant contre le stress professionnel, les stigmas culturels et en favorisant le soutien social, les systèmes de santé peuvent créer un environnement plus favorable à leur précieux personnel médical et paramédical, favorisant ainsi leurs bien-être ainsi que de meilleurs soins prodigués aux patients.

2. Bibliographie

BIOY, A., ET BOURGEOIS, F. 2003. *La communication entre soignant et soigné : repères et pratiques*. Editions Bréal.

GRASSI, L., MCFARLAND, D., & RIBA, M. B. (Eds.). 2021. *Depression, Burnout and Suicide in Physicians: Insights from Oncology and Other Medical Professions*. Springer Nature.

STOYANOV, D. (Ed.). 2022. *New model of burn out syndrome: towards early diagnosis and prevention*. CRC Press.

3. Quiz

Choisissez la bonne réponse pour chaque question.

1. L'épuisement professionnel chez les médecins se caractérise par :

(a) Une augmentation de la satisfaction et de la motivation au travail.

(b) Une amélioration des compétences en communication et des soins aux patients.

(c) L'épuisement émotionnel, le cynisme et la diminution du sentiment d'accomplissement.

(d) Un sentiment de lien profond avec les collègues.

2. Lequel des facteurs suivants peut contribuer à l'épuisement professionnel des médecins ?

(a) Un environnement de travail favorable avec une charge de travail gérable.

(b) Longues heures de travail, nombre élevé de patients et manque de contrôle.

(c) Se sentir valorisé par les patients et les collègues.

(d) Des pauses régulières et des occasions de détente.

3. Un médecin qui se sent émotionnellement détaché de ses patients et cynique à l'égard de sa profession peut éprouver :

(a) Une augmentation de l'empathie et de la compassion.

(b) La dépersonnalisation, symptôme de l'épuisement professionnel.

(c) Un fort désir d'améliorer les soins aux patients.

(d) Un sens renouvelé de la raison d'être de la médecine.

4. Les médecins qui souffrent d'épuisement professionnel sont plus susceptibles de :

(a) Faire moins d'erreurs médicales.

(b) Proposer des soins de haute qualité aux patients.

(c) Faire des erreurs dans le diagnostic et le traitement.

(d) Entretenir des relations étroites avec leurs patients.

5. Laquelle des stratégies suivantes peut aider à prévenir l'épuisement professionnel des médecins ?

(a) Réduire la charge de travail.

(b) Donner la priorité aux activités de soins personnels comme l'exercice et la relaxation.

(c) Éviter de communiquer avec ses collègues au sujet du stress au travail.

(d) Se concentrer uniquement sur les besoins des patients et négliger son bien-être personnel.

FICHE 7 – LA PERCEPTION ET LA REPRÉSENTATION DE LA MALADIE

L'expérience humaine de la maladie s'étend au-delà du domaine de la pathologie médicale. Dans ce contexte, la maladie est devenue davantage nuancée lorsque nous plongeons dans ses représentations enracinées chez les patients et le milieu soignant (Nichter,2008). La façon dont nous percevons la maladie, à la fois en tant qu'individus qui l'expérimentent et en tant que société qui l'observe, façonne nos expériences, nos comportements et, en fin de compte, les pronostics en matière d'état de santé. Cette fiche explore la nature multidimensionnelle de la perception de la maladie, en examinant ses influences culturelles, personnelles et psychologiques.

Sur le plan culturel, les perceptions de la maladie sont profondément enracinées dans les systèmes de croyances et l'héritage sociétal. Dans certaines cultures, la maladie peut être attribuée à des forces surnaturelles, nécessitant un apaisement par des rituels et un recours aux tradithérapeutes ou praticiens en médecine traditionnelle. Dans d'autres contextes, l'accent mis sur l'hygiène personnelle peut donner l'impression d'être malade en raison d'un manque de propreté. Ces fondements culturels influencent directement les comportements de quête de soins de santé.

Sur le plan personnel, la perception de la maladie d'une personne est influencée par ses expériences individuelles (Taiebine, 2024). Les maladies contractées, les antécédents familiaux et même les traits de personnalité jouent tous un rôle dans l'installation et la rémission des maladies. Une personne souffrant d'une maladie chronique peut percevoir un nouveau symptôme différemment d'une personne généralement en bonne santé. De même, une personne ayant une tolérance élevée à la douleur peut ignorer les symptômes initiaux, tandis qu'une autre peut devenir très anxieuse (Petrie et Weinman,2012).

Sur le plan psychologique, la façon dont nous percevons la maladie a un impact sur notre réponse émotionnelle et nos mécanismes d'adaptation. Le « modèle de perception de la maladie » de Leventhal et al (1980 ;2012) propose cinq éléments clés influençant notre perception : l'identité (la compréhension de la maladie), la cause (attribution du blâme), la chronologie (la durée perçue), les conséquences (l'anticipation des effets escomptés) et le contrôle (croyance en la capacité de gérer). Une personne qui perçoit sa maladie comme temporaire et contrôlable s'en sortira probablement différemment d'une personne qui la considère comme chronique et débilitante.

L'un des principaux modèles explicatifs de la perception de la maladie est le « Common Sense Model of Illness » de Leventhal et al. (1980) qui stipule que les individus construisent activement une compréhension de leur maladie à partir de l'information disponible. Ce modèle identifie cinq composantes cognitives clés qui façonnent la perception de la maladie :

- L'identité : il s'agit de l'étiquetage et de la catégorisation de la maladie. Un diagnostic clair peut conduire à une perception plus concrète, influençant les stratégies d'adaptation.
- La cause : l'attribution d'une cause à la maladie, qu'elle soit biologique, psychologique ou comportementale, peut influencer le comportement de recherche de traitement. Par exemple, le fait de percevoir la maladie comme une conséquence d'actions personnelles peut entraîner des sentiments de culpabilité et une réticence à demander de l'aide.
- La chronologie : les perceptions de la durée de la maladie, qu'elle soit aiguë ou chronique, influencent les mécanismes d'adaptation. Les maladies aiguës peuvent nécessiter une action immédiate, tandis que les maladies chroniques nécessitent des stratégies de prise en charge à long terme.

- Les conséquences : les individus évaluent l'impact potentiel de la maladie sur leur bien-être physique, social et émotionnel. Une menace perçue pour les moyens de subsistance ou la qualité de vie peut avoir un impact significatif sur la réponse émotionnelle et l'observance du traitement.
- Le contrôle : la croyance en la capacité de gérer ou d'influencer la trajectoire de la maladie est cruciale. Un sentiment de contrôle favorise des mécanismes d'adaptation positifs et l'observance du traitement, tandis que des sentiments d'impuissance peuvent conduire à la résignation et au désengagement.

Ces composantes cognitives interagissent avec divers facteurs externes pour influencer la perception globale de la maladie. Les croyances culturelles jouent un rôle important quant à l'étiologie de la maladie et les options de traitement. Par exemple, certaines cultures mettent l'accent sur le lien entre le corps et l'esprit, ce qui conduit à mettre l'accent sur la réduction du stress parallèlement au traitement médical à l'instar des cultures chinoises et des traditions indiennes.

Ces perceptions peuvent également avoir des conséquences sociétales importantes. La stigmatisation entourant certaines maladies crée une réticence à se faire soigner et un nomadisme diagnostique ce qui entrave les efforts en matière de santé publique. À l'inverse, la surmédicalisation peut entraîner une anxiété inutile et une surutilisation des services de santé (Weinman et Petrie,2013).

De plus, les différences individuelles telles que les traits de personnalité, les expériences de santé antérieures et les réseaux de soutien social contribuent toutes à façonner la perception de la maladie. Des études ont montré que les personnes ayant des niveaux plus élevés de névrosisme et d'anxiété ont tendance à percevoir la maladie avec une plus grande gravité et moins de contrôle (Petrie et Weinman,2012). À l'inverse, les réseaux de soutien social peuvent atténuer les effets négatifs de la perception de la maladie et favoriser de meilleurs résultats en matière des symptômes présents.

D'une part, il est essentiel de reconnaître la complexité de la perception de la maladie pour améliorer la prestation des soins de santé. Des approches adaptées aux préférences culturelles des patients axés sur la compréhension de leurs ressentis individuels, peuvent combler l'écart entre le diagnostic et une prise en charge efficace. De plus, favoriser une communication ouverte entre les médecins et les patients permet d'élaborer des plans de traitement individualisé qui traitent non seulement des symptômes physiques, mais aussi des aspects émotionnels et psychologiques de la maladie dans un cadre culturel, linguistique et social bien déterminé (Villani et al., 2013).

D'autre part, comprendre la psychologie qui sous-tend la perception de la maladie est très utile pour les professionnels de la santé. En intégrant les évaluations de la perception (échelles d'auto-évaluations) de la maladie dans la pratique clinique, les praticiens peuvent adapter les interventions pour répondre aux préoccupations et aux croyances individuelles. Il peut s'agir de stratégies éducatives visant à dissiper les idées fausses, à démystifier les stéréotypes, à explorer les croyances culturelles concernant les options de traitement et à favoriser un sentiment de contrôle grâce à une prise de décision partagée.

En conclusion, la perception de la maladie est un concept dynamique et multidimensionnel. En intégrant le cadre scientifique des modèles de perception de la maladie à une appréciation des différences culturelles et individuelles, nous pouvons combler le fossé entre le diagnostic et le traitement efficace d'une maladie. Cette approche holistique favorise les soins centrés sur le patient, en donnant aux individus les moyens de devenir des participants actifs dans leur propre parcours de santé.

1. Vignette clinique

Layla est une femme âgée de 21 ans, qui a été récemment diagnostiquée d'une sclérose en plaques (SEP) associée à un diabète insulino-dépendant.

Motif de consultation : Layla exprime de la confusion et de la frustration au sujet de son diagnostic et de son plan de traitement. Elle dit se sentir fatiguée et avoir une vision floue occasionnellement, mais elle rejette ces symptômes comme des signes normaux de vieillissement. Elle hésite à prendre des médicaments et s'inquiète des effets secondaires potentiels.

Contexte culturel : Layla vient d'un milieu rural où les croyances traditionnelles sur la santé et la maladie sont répandues. Sa famille met l'accent sur les remèdes naturels et peut considérer la médecine moderne avec un certain scepticisme. Elle présente une faible littératie en matière de santé et peut ne pas comprendre pleinement les conséquences à long terme d'un diabète non contrôlé. De plus, des facteurs culturels peuvent contribuer à un sentiment de fatalisme à l'égard des maladies chroniques.

Diagnostic : la perception de Layla du diabète et de la SEP comme une conséquence naturelle du vieillissement diffère du modèle biomédical présenté par son médecin. De plus, son bagage culturel peut influencer sa confiance dans les médicaments et sa préférence pour les remèdes naturels.

Intervention thérapeutique : une approche adaptée à la culture de la patiente est cruciale dans son acceptation du diagnostic. Le clinicien prenant en charge Layla, est amené à :

- Explorer sa compréhension du diabète et de la SEP : en optant pour des questions ouvertes pour comprendre ses croyances sur la cause et les conséquences de la maladie.
- Éduquer d'une manière culturellement appropriée la patiente : en donnant des informations claires et concises sur le diabète et la SEP, en utilisant des outils visuels si nécessaire. Il est souhaitable de mettre l'accent sur les avantages à long terme de la prise en charge de la maladie

pour répondre aux angoisses potentielles liées au vieillissement et à l'invalidité.

- Collaborer dans l'élaboration d'un plan de traitement : en impliquant Layla dans la prise de décision, en explorant les thérapies alternatives aux côtés des médicaments en synergie entre les approches traditionnelles et modernes.
- Répondre aux préoccupations en matière de confiance : en reconnaissant le scepticisme potentiel à l'égard des médicaments et en discutant ouvertement sur ses effets secondaires potentiels. Il faudrait également envisager d'impliquer un membre de la famille dans le processus de communication et d'observance thérapeutique.
- Comprendre et prendre connaissance des poussées-rémissions de la SEP et comment gérer ses phases sous la guidance de son neurologue traitant.

Résultats attendus : en prenant conscience des facteurs culturels et psychologiques qui influencent la perception de la maladie de Layla, son soignant est amené à :

- Accroître les connaissances et la compréhension de la patiente sur le diabète et la SEP
- Favoriser sa confiance dans le système de santé et les recommandations de traitement.
- Lui donner les moyens pour jouer un rôle actif dans la surveillance de sa santé.

Ce cas démontre l'importance de la compétence interculturelle dans le domaine de la santé. Comprendre comment les croyances culturelles et les facteurs psychologiques façonnent la perception de la maladie permet une communication plus efficace, un engagement authentique des patients et, en fin de compte, de meilleurs résultats escomptés en matière de guérison pour les personnes provenant de milieux sociolinguistiques et culturels d'origines diverses.

2. Bibliographie

LEVENTHAL, H., BRISSETTE, I., & LEVENTHAL, E. A. 2012. *"The common-sense model of self-regulation of health and illness", In The self-regulation of health and illness behaviour* (pp. 43-66). Routledge.

LEVENTHAL, H., MEYER, D., & NERENZ, D. 1980. *"The common sense representation of illness danger", In S. Rachman (Ed.), Medical psychology* (Vol. II, pp. 7–30), New York: Pergamon Press.

NICHTER, M. 2008. *Global health: Why cultural perceptions, social representations, and biopolitics matter*. University of Arizona Press.

PETRIE, K. J., & WEINMAN, J. 2012. Patients' perceptions of their illness: The dynamo of volition in health care. *Current directions in psychological science*, 21(1), 60-65.

TAIEBINE, M. 2024. "Cultural, Clinical, and Sociolinguistic Considerations in the Neurocognitive Assessment and Care in Arabic-speaking Patients with Dementia", *Indian Journal of Medical Specialities*, 15(3), 186-188.

VILLANI, M., FLAHAULT, C., MONTEL, S., SULTAN, S., & BUNGENER, C. 2013. « Proximité des représentations de la maladie chez le malade et ses proches : revue de littérature et illustration clinique », *Bulletin de psychologie*, 66(6), 477-487.

WEINMAN, J. A., & PETRIE, K. J. 2013. *"Perceptions of health and illness", In Perceptions of health and illness* (pp. 1-17). Psychology Press."

3. Quiz

Choisissez la bonne réponse pour chaque question.

1. Le « modèle de bon sens de la maladie » propose que les individus établissent leur compréhension de la maladie en se basant sur :

(a) Les facteurs purement biologiques.

(b) Les informations disponibles et les expériences personnelles.

(c) Les attentes de la société et la situation économique.

(d) Le diagnostic du médecin seul.

2. Lequel des éléments suivants n'est pas un élément clé de la perception de la maladie selon le modèle de Leventhal et al. (1980) ?

(a) L'identité (étiquetage de la maladie)

(b) La cause (attribution du blâme)

(c) Les conséquences (impact perçu)

(d) L'efficacité du traitement (non incluse dans le modèle)

3. Une personne qui croit que sa maladie est temporaire et facilement contrôlable est susceptible de :

(a) Éprouver des niveaux élevés d'anxiété et de peur.

(b) Être plus susceptible de consulter immédiatement un médecin.

(c) Se sentir moins motivés à gérer leur santé.

(d) Adopter une vision plus pessimiste de la reprise.

4. Les croyances culturelles au sujet de la maladie peuvent influencer la perception en :

(a) N'ayant aucune incidence sur les décisions en matière de soins de santé.

(b) Mettant l'accent sur les options de traitement spécifiques.

(c) Ayant le scepticisme à l'égard de la médecine moderne.

(d) Conduisant à une approche uniforme de la maladie dans toutes les cultures.

5. Les personnes ayant des niveaux plus élevés de névrosisme ont tendance à percevoir la maladie avec :

(a) Plus d'objectivité et de détachement.

(b) Un sentiment de contrôle et de confiance.

(c) Moins de sévérité et une attitude positive.

(d) Une plus grande sévérité perçue et moins de contrôle.

FICHE 8 – L'ANNONCE DU DIAGNOSTIC

Dès l'annonce d'un diagnostic, le patient s'engage dans un parcours psychologique complexe. Entre choc, déni et acceptation, chaque individu s'y adapte différemment selon son registre socio-culturel, son état affectif et sa personnalité. Cette fiche se penche sur la compréhension de la façon dont les individus reçoivent un diagnostic, en explorant les montagnes russes émotionnelles, les changements cognitifs et les mécanismes d'adaptation qui entrent en jeu dans l'acceptation ou le déni du diagnostic.

De prime à bord, la réaction initiale à un diagnostic (Reich et al., 2001) implique souvent un état de choc et d'incrédulité. Des études suggèrent que l'amygdale, le centre de la peur du cerveau, devient hyperactif, ce qui entraîne une submersion émotionnelle (LeDoux, 1996). Le déni, un mécanisme de défense assez fréquent, permet une régulation émotionnelle temporaire pendant que l'individu est aux prises avec la nouvelle réalité (Kübler-Ross et Kessler, 2005).

Après le choc initial, une période de recherche d'information et de traitement émotionnel commence à se mettre en place. Dans ce contexte, les individus peuvent éprouver toute une panoplie d'émotions, notamment la colère, l'anxiété, la tristesse et la peur, ce qui engendre que le processus cognitif implique l'intégration du diagnostic à la perception qu'ils ont d'eux-mêmes et à leurs projets d'avenir (Caron, 2008). Les recherches de Lazarus et Folkman (1984) suggèrent que les individus s'engagent dans deux stratégies d'adaptation principales : l'adaptation axée sur les problèmes, qui vise à traiter la maladie elle-même, et l'adaptation axée sur les émotions, qui met l'accent sur la gestion de la détresse émotionnelle.

Il est à préciser que les émotions spécifiques et les mécanismes d'adaptation utilisés sont influencés par divers facteurs. Les croyances préexistantes en matière de santé, les traits de personnalité et les réseaux de soutien social qui jouent un rôle important dans l'acceptation ou le rejet du diagnostic. Les personnes ayant des antécédents anxio-dépressifs peuvent être plus sensibles aux émotions négatives, tandis qu'un soutien social fort peut atténuer l'impact psychologique d'un diagnostic (Edery, 2011).

D'une part, la façon dont les professionnels de la santé posent un diagnostic peut influencer considérablement l'expérience du patient. En adoptant une empathie, une communication claire et une bonne gestion du temps de la consultation, les soignants arrivent à une prise de décision partagée qui responsabilise les patients et favorise chez eux un sentiment de contrôle (Reich et al., 2001).

D'autre part, comprendre l'impact psychologique du diagnostic permet aux professionnels de santé de mieux accompagner les patients dans leurs errances diagnostiques. En reconnaissant la réponse émotionnelle des patients, en leur fournissant des informations précises et en appréhendant leurs stratégies de coping, les praticiens peuvent les aider à naviguer dans cette transition difficile et à raccourcir le temps d'adaptation. De plus, l'intégration d'interventions psychologiques parallèlement à un traitement médical peut être cruciale pour promouvoir le bien-être émotionnel et l'observance du traitement.

En conclusion, l'annonce du diagnostic est une étape charnière aux implications psychologiques importantes dans le processus thérapeutique. En comprenant les fondements psychologiques de cette expérience très particulière, les professionnels de santé peuvent créer un environnement favorable qui facilite une communication efficace dans un esprit de co-thérapie et de responsabilité partagée avec les patients.

1. Vignette clinique

Salma, une immigrante marocaine âgée de 62 ans, qui a été récemment diagnostiquée d'un cancer de l'ovaire.

Motif de consultation : Salma semble renfermée et évite de parler de son diagnostic. Elle exprime un fort désir de cacher la nouvelle à sa famille, craignant qu'ils ne soient trop inquiets. Elle semble hésiter à poser des questions sur les options de traitement.

Diagnostic : Salma vient d'une culture collectiviste où il est primordial de donner la priorité au bien-être de la famille. Il se peut qu'elle ressente un sentiment de honte associé à la maladie et qu'elle croie que le fait de parler du cancer est de mauvais augure. Son comportement d'évitement suggère une difficulté à traiter l'impact émotionnel du diagnostic. Les croyances culturelles entourant le dévoilement de la maladie pourraient contribuer à sa réticence à faire participer sa famille.

Intervention thérapeutique : les facteurs culturels et psychologiques influencent considérablement l'acceptation du diagnostic par Salma. Son passé d'allure collectiviste privilégie l'harmonie familiale, ce qui l'amène à vouloir les protéger de ses soucis de santé. De plus, les croyances culturelles entourant le cancer peuvent contribuer à des sentiments de honte et à une réticence à discuter ouvertement de la maladie. Une approche médicale adaptée à la culture de la patiente est essentielle pour :

- Explorer la compréhension de Salma sur le cancer : en optant pour des questions ouvertes afin de comprendre ses croyances culturelles et son état émotionnel à l'égard du diagnostic.

- Aborder les tabous culturels : en reconnaissant les angoisses potentielles liées à la discussion sur le cancer. La possibilité d'impliquer un membre de la famille est un élément crucial dans ce processus afin de créer un climat de confiance.

- Normaliser les réactions émotionnelles : en adoptant une approche qui valide les émotions de la patiente ainsi que le recours aux groupes de soutien ou des conseils individuels pourraient être utiles afin de faire face à sa détresse émotionnelle.

- Promouvoir la prise de décision partagée : en proposant des renseignements clairs et adaptés culturellement au besoins de la patiente, en encourageant les questions et en intégrant les membres de la famille dans le processus décisionnel, si cela est approprié dans le contexte culturel de la patiente.

Pronostic : en abordant les aspects culturels et psychologiques qui influencent l'expérience de Salma, le prestataire de soins vise à :

- Réduire les sentiments de honte et d'isolement associés à la maladie.

- Lui procurer les moyens facilitant une prise de décisions éclairées concernant son plan de traitement.

Ce cas clinique met en évidence l'importance de la compétence culturelle pour naviguer dans les complexités d'un diagnostic de cancer. Comprendre comment les croyances culturelles et les facteurs psychologiques façonnent l'acceptation du diagnostic permet aux professionnels de santé de combler le vide du choc émotionnel, de favoriser la communication, de promouvoir le bien-être émotionnel et, en fin de compte, d'optimiser le parcours de soins de santé de Salma.

2. Bibliographie

CARON, R. 2008. « L'annonce d'un diagnostic de cancer : quels enjeux psychiques ? » ,*Éthique & Santé*, 5(3), 186-191.

EDERY, L. 2011. « *Facteurs psychologiques impliqués dans l'annonce du diagnostic de cancer* », *in Annoncer un cancer* (pp. 81-94). Springer, Paris.

KÜBLER-ROSS, E., & KESSLER, D. 2014. *On grief and grieving: Finding the meaning of grief through the five stages of loss*. Simon and Schuster.

LAZARUS, R. S., & FOLKMAN, S. 1984. *Stress, appraisal, and coping*. Springer publishing company.

LEDOUX, J. 1996. "Emotional networks and motor control: a fearful view", *Progress in brain research*, 107, 437-446.

REICH, M., DESCHAMPS, C., ULASZEWSKI, A. L., ET HORNER-VALLET, D. 2001. « L'annonce d'un diagnostic de cancer : paradoxes et quiproquos », *La Revue de médecine interne*, 22(6), 560-566.

3. Quiz

Choisissez la bonne réponse pour chaque question.

1. Le déni est un mécanisme de défense courant à la suite d'un diagnostic car il :

(a) Fournit des informations inexactes sur la maladie.

(b) Permet une régulation émotionnelle temporaire.

(c) Représente un rejet complet de la réalité.

(d) Indique un manque d'intelligence ou de capacités d'adaptation.

2. Lequel des facteurs suivants peut influencer la façon dont les personnes font face à un diagnostic :

(a) Le style de communication du soignant uniquement.

(b) Croyances préexistantes en matière de santé, personnalité et soutien social.

(c) La gravité de la maladie uniquement.

(d) La disponibilité des médicaments les plus récents.

3. Lorsqu'ils posent un diagnostic, les professionnels de santé doivent :

(a) Faire preuve d'empathie, fournir des informations claires et encourager les personnes à poser des questions.

(b) Se focaliser uniquement sur les symptômes de la maladie.

(c) Lire l'explication à la hâte pour éviter de contrarier le patient.

(d) Réduire au minimum l'impact potentiel du diagnostic.

4. Les modèles de prise de décision partagée, où les patients sont impliqués dans les choix de traitement, peuvent :

(a) Augmenter la charge de travail et le stress du patient.

(b) Favoriser un sentiment de contrôle et responsabiliser les patients.

(c) Retarder le début du traitement.

(d) Réduire inutilement les coûts des soins de santé.

5.Quel est le rôle d'un professionnel de santé lors de l'annonce initiale d'un diagnostic :

(a) Poser le diagnostic rapidement et efficacement.

(b) Prescrire immédiatement des médicaments.

(c) Fournir un soutien émotionnel et faciliter les mécanismes d'adaptation.

(d) Fixer des rendez-vous de suivi.

FICHE 9 – LA MÉDECINE TRADITIONNELLE, ALTERNATIVE ET COMPLÉMENTAIRE

La médecine traditionnelle, alternative et complémentaire ont gagné en popularité à l'échelle mondiale (Organisation Mondiale de la Santé, 2023). Cette dernière définit la médecine traditionnelle comme étant « la somme des connaissances, des compétences et des pratiques fondées sur les théories, les croyances et les expériences propres à différentes cultures, qu'elles soient explicables ou non, utilisées dans le maintien de la santé et la prévention, le diagnostic, l'amélioration ou le traitement des maladies physiques et mentales ». Cette fiche explore la place de la médecine traditionnelle dans le système de soins et comment elle véhicule les croyances ainsi que l'inconscient collectif des individus en cas de maladie.

La médecine traditionnelle, enracinée dans des pratiques anciennes, a fait l'objet de validation scientifique pour former une médecine fondée sur des preuves, promouvant des approches individualisées et holistiques. Les interventions de médecine complémentaire et alternative (MAC), telles que l'acupuncture, la phytothérapie, l'Ayurveda (Inde) et le massage, sont de plus en plus utilisées parallèlement aux traitements conventionnels pour diverses affections, notamment la COVID-19 et le cancer. Ces pratiques sont souvent profondément enracinées dans les croyances culturelles et peuvent impliquer des remèdes à base de plantes, des modifications alimentaires, des pratiques spirituelles, thérapies énergétique et des thérapies manuelles. Certaines des thérapies MAC les plus couramment utilisées comprennent :

- L'acupuncture : pratique de la médecine traditionnelle chinoise (MTC) impliquant l'insertion de fines aiguilles à des points spécifiques du corps.

- Les thérapies psychocorporelles : les techniques comme le yoga, la méditation et le tai-chi favorisent la relaxation et la gestion du stress.

- La phytothérapie : utilisation de plantes ou d'extraits de plantes à des fins thérapeutiques.

- La massothérapie : manipulation des tissus mous pour favoriser la relaxation et soulager la douleur.

Les patients se tournent souvent vers les médecines alternatives en raison de leur insatisfaction à l'égard de la médecine conventionnelle, cherchant à soulager leurs symptômes, améliorant leur qualité de vie et répondant à leurs problèmes de survie à long terme. Bien que les MAC puissent offrir des avantages thérapeutiques et être utilisées comme complément aux traitements conventionnels, elles sont essentielles pour garantir la sécurité et promouvoir des pratiques fondées sur des preuves par le biais d'essais cliniques supplémentaires (Kusnanto et al., 2018).

Au Maroc, la Rokya « exorcisme via le coran », une pratique spirituelle traditionnelle visant à guérir les maladies et les troubles mentaux, est souvent associée à l'effet placebo. L'effet placebo se définit comme l'amélioration des symptômes d'une maladie ou d'un trouble en raison de la croyance du patient dans l'efficacité d'un traitement, même si ce traitement est inefficace en soi. Dans le contexte de la Rokya, l'effet placebo peut être attribué à plusieurs facteurs :

- La foi et la croyance : Les patients qui consultent un Raki pour la guérison placent souvent une grande confiance dans la puissance de sa pratique. Cette foi profonde peut déclencher des mécanismes psychologiques et physiologiques qui contribuent à l'amélioration des symptômes.
- Le rituel et la symbolique : La Rokya implique souvent des rituels et des symboles chargés de sens culturel et religieux. Ces éléments peuvent avoir un effet apaisant et réconfortant sur le patient, réduisant le stress et l'anxiété, des facteurs qui peuvent exacerber les symptômes de la maladie.

Bien que l'effet placebo ne guérisse pas les maladies en soi, il peut jouer un rôle important dans la gestion des symptômes et le bien-être général des patients. Ce rituel devient plus folklorique comme c'est le cas des pratique d'exorcisme exercées à Ben Yeffou (commune de Oualidia, province d'El Jadida, Maroc), généralement dirigées par des hfid (guérisseurs spirituels). Un tel rituel implique la récitation de versets coraniques, des prières, l'utilisation d'eau bénite et parfois, des pratiques plus intenses comme la flagellation symbolique (Hermans, 2015).

D'une part, il est à noter que l'Organisation Mondiale de la Santé (OMS, 2023) reconnaît le potentiel de la médecine traditionnelle, notamment en matière de soins de santé primaires. Cependant, une évaluation scientifique rigoureuse fait souvent défaut pour de nombreuses pratiques traditionnelles. Cela nécessite des recherches supplémentaires pour comprendre leur efficacité et leur sécurité. D'autre part, l'intérêt croissant pour les MAC a conduit à l'émergence de la médecine intégrative, qui cherche à combiner les thérapies conventionnelles et traditionnelles, pour fournir des soins holistiques aux patients. Cette approche reconnaît les limites de chaque système et vise à tirer parti de leurs atouts pour obtenir des résultats optimaux pour les patients. Il est donc essentiel que les prestataires de soins de santé soient conscients des interactions potentielles entre les thérapies MAC et les médicaments conventionnels. (Bolton et al., 2019 ; Moodley et al., 2008).

En guise de conclusion, la MAC représente un domaine vaste ayant un immense potentiel pour compléter la médecine conventionnelle. Alors que la médecine traditionnelle ouvre une fenêtre sur la dimension culturelle de la santé et que les thérapies en MAC peuvent fournir des « outils alternatifs » pour traiter les maladies chroniques et promouvoir le bien-être, la rigueur scientifique est cruciale pour garantir leur intégration sûre et efficace dans le système de santé. Une communication ouverte entre les patients, les prestataires de soins de santé et les praticiens des MAC est également essentielle pour garantir une prise de décision éclairée et des soins de santé sûrs et efficaces.

1. Vignette clinique

Aisha est une femme âgée de 40 ans vivant à Marrakech et qui souffre de maux de dos chroniques. Elle a consulté plusieurs médecins mais n'a pas trouvé de soulagement durable. Aisha envisage d'essayer la thérapie traditionnelle marocaine basé sur le thermalisme et les remèdes à base de plantes en plus des médicaments qui lui sont prescrits. Ce cas met en évidence la coexistence de la médecine traditionnelle et moderne au Maroc, soulevant des questions sur les avantages potentiels, les risques et l'intégration de ces approches.

Avantages potentiels : les thérapies traditionnelles comme le thermalisme (Eaux thermales de Moulay Yaacoub) peuvent favoriser la relaxation et potentiellement gérer les symptômes de la douleur. Cependant certains spécialistes recommandent la cryothérapie dans ces cas au lieu de la thérapie thermale.

Risques : les remèdes à base de plantes peuvent avoir des interactions inconnues avec les médicaments, et les effets secondaires potentiels ne sont pas toujours bien documentés. Les guérisseurs traditionnels manquent de formation scientifique formelle, ce qui soulève des inquiétudes quant à leurs pratiques potentiellement dangereuses.

Intervention : il est crucial de donner la priorité à la sécurité des patients et d'éviter de décourager les traitements médicaux essentiels en ayant recours :

- A une communication ouverte : le médecin d'Aisha devrait encourager une communication ouverte sur son intérêt pour les thérapies traditionnelles.

- Au partage d'informations : le médecin peut fournir à Aisha des informations fiables sur les avantages et les risques potentiels de traitements traditionnels spécifiques. Ils peuvent également discuter des interactions potentielles avec ses médicaments.

Résultats attendus :

- Aisha prend des décisions éclairées concernant l'intégration de la médecine traditionnelle et moderne dans son plan de gestion de la douleur.
- Le médecin comprend mieux les croyances culturelles et les préférences d'Aisha en matière de soins de santé.
- Un potentiel d'amélioration de la gestion de la douleur et du bien-être général d'Aisha.

Le cas d'Aisha illustre le paysage complexe des soins de santé au Maroc. En favorisant une communication ouverte, en fournissant des informations et en envisageant une collaboration potentielle le cas échéant, les professionnels de la santé peuvent approcher avec prudence quelques bienfaits de la médecine traditionnelle tout en favorisant la médecine moderne pour mieux servir leurs patients.

2. Bibliographie

BOLTON, D., GILLETT, G. 2019. *"Biopsychosocial Conditions of Health and Disease", in: The Biopsychosocial Model of Health and Disease.* (p109-145). Palgrave Pivot, Cham.,

HERMANS, P. 2015. *« Rituels de guérison et effet placebo : le cas de Ben Yeffou », in B. Dupret, Z. Rhani, A. Boutaleb, & J.-N. Ferrié (eds.), Le Maroc au présent.* Centre Jacques-Berque.

KUSNANTO, H., AGUSTIAN, D., & HILMANTO, D. 2018. "Biopsychosocial model of illnesses in primary care: A hermeneutic literature review", *Journal of family medicine and primary care,* 7(3), 497-500.

L'ORGANISATION MONDIALE DE LA SANTE. 2013. *Stratégie de l'OMS pour la médecine traditionnelle pour 2014-2023.* Organisation mondiale de la Santé. Genève

MOODLEY, R., SUTHERLAND, P., & OULANOVA, O. 2008. "Traditional healing, the body and mind in psychotherapy", *Counselling Psychology Quarterly,* 21(2), 153-165.

3. Quiz

Choisissez la bonne réponse pour chaque question.

1.Lequel des éléments suivants n'est pas un type courant de médecine traditionnelle pratiqué dans le monde ?

(a) L'Ayurvéda (Inde)

(b) L'acupuncture (Chine)

(c) L'homéopathie (Europe)

(d) La projection astrale (Diverses cultures)

2.La médecine traditionnelle s'appuie souvent sur :

(a) Les produits chimiques produits de manière synthétique

(b) Les plantes, herbes et ingrédients naturels

(c) L'équipement médical de haute technologie

(d) La radiothérapie

3.En médecine traditionnelle chinoise, lequel des éléments suivants est considéré comme essentiel à une bonne santé :

(a) L'équilibre entre la tension artérielle et le taux de cholestérol

(b) L'équilibre entre l'énergie yin et yang

(c) Le maintien d'un niveau de sucre dans le sang spécifique

(d) Avoir un nombre élevé de globules blancs

4.Certaines pratiques de médecine traditionnelle impliquent :

(a) La chirurgie et les procédures invasives

(b) Les vaccins et antibiotiques

(c) Les modifications alimentaires et massothérapie

(d) Peelings chimiques et traitements au laser

5.Même si la médecine traditionnelle peut être bénéfique, il est important de :

(a) Compter uniquement sur la médecine traditionnelle pour tous les maux.

(b) Consulter un praticien qualifié en complément des méthodes traditionnelles

(c) Arrêter tout médicament prescrit par un médecin.

(d) S'attendre à ce que la médecine traditionnelle agisse aussi rapidement que la médecine moderne.

FICHE 10 – LA RÉACTION NORMALE FACE A LA MALADIE

La maladie est une expérience humaine universelle qui affecte non seulement l'état physique d'une personne, mais aussi son état psychologique. Les effets de la maladie sur le bien-être mental peuvent être complexes et variés (Langlois et al., 2007). Cette fiche approfondit les réactions normales à la maladie, en explorant l'interaction des réponses physiologiques, des expériences émotionnelles et des changements comportementaux déclenchés par la résistance et la lutte du corps contre une infection ou un traumatisme.

Il est admis que l'une des premières réactions les plus marquantes d'une maladie est l'activation du système immunitaire. Cette réponse implique la libération de cytokines inflammatoires, des messagers chimiques qui initient les mécanismes de défense de l'organisme. Les cytokines ciblent non seulement les agents pathogènes mais communiquent également avec le cerveau, conduisant à plusieurs symptômes caractéristiques (Dantzer et al., 2000).

Quant à la réponse émotionnelle à la maladie, elle constitue un phénomène complexe qui varie d'une personne à une autre. Le cas de la peur et de l'anxiété qui sont courantes et souvent alimentées par l'incertitude concernant la maladie, les complications et les perturbations potentielles de la vie quotidienne (Giraudet-Le Quintrec, 2010). Des études ont montré une corrélation significative entre des réponses inflammatoires et des niveaux d'anxiété accrus (Miller et al., 2009). De plus, la tristesse et le sentiment de la frustration peuvent surgir en raison des limitations des fonctions physiques et des interactions sociales.

Sur le plan comportemental, le corps favorise le repos et la récupération en cas de maladie. La réponse au « comportement de maladie ou health seeking behavior », définie par Ader et al.

(1993), comme étant une réduction de l'appétit, une léthargie et une somnolence accrue. Ces changements sont provoqués par la libération de cytokines et d'autres signaux visant à conserver l'énergie nécessaire à la guérison. Cependant, les réactions spécifiques et leur intensité varient considérablement selon les individus. Certains traits de personnalité, comme le névrosisme ou un faible niveau de résilience, peuvent conduire à des émotions négatives plus prononcées (Ormel et al., 2001). De même, L'âge y joue un rôle surtout chez les enfants et les personnes âgées qui peuvent éprouver une anxiété accrue ou des difficultés à exprimer leurs besoins.

Il est recommandé de comprendre les substrats physiologiques derrière les réactions normales à la maladie ce qui revêt une grande valeur tant pour les patients que pour les professionnels de santé. Les patients peuvent reconnaître que leurs changements émotionnels et comportementaux font partie d'une réponse naturelle favorisant des stratégies de soins personnels. De plus, la reconnaissance du lien entre le système immunitaire et les états psychologiques ouvre des possibilités d'intervention plus individualisées. Ainsi, les techniques de gestion du stress comme les exercices de relaxation ou les pratiques de pleine conscience peuvent indirectement favoriser la guérison en modulant les réponses inflammatoires (Lutgendorf et Andersen, 2015).

En conclusion, la réponse à la maladie est une symphonie complexe de changements physiologiques, émotionnels, cognitifs et comportementaux. De ce fait, les professionnels de santé peuvent adopter une approche plus empathique, en reconnaissant ces réactions normales et en les rassurant dans le cadre d'une approche plus holistique de la santé, permettant aux individus et aux professionnels de la santé de gérer efficacement les symptômes de maladie.

1. Vignette clinique

Sarah est une étudiante âgée de 22 ans qui se présente avec un mal de gorge, de la toux, une légère fièvre et de la fatigue. Elle exprime son anxiété à l'idée de manquer les prochains examens et s'inquiète de la gravité de sa maladie.

Motif de consultation : Sarah se sent inhabituellement fatiguée et endolorie. Elle a perdu l'appétit et a du mal à se concentrer sur ses études. Elle s'inquiète de l'impact potentiel de sa maladie sur ses résultats scolaires.

Diagnostic : l'anxiété de Sarah à l'idée de manquer des examens met en évidence les conséquences psychologiques potentielles de la maladie. La peur de l'échec scolaire peut exacerber les sentiments de stress et d'inconfort. Ses réactions face à sa maladie sont des réponses normales déclenchées par la lutte du corps contre l'infection. Même si les symptômes physiques sont une cause d'inconfort, son anxiété à l'idée de manquer des examens est une conséquence distincte mais compréhensible de sa maladie.

Intervention thérapeutique : une approche intégrative et informative est cruciale par le prestataire de soins de santé qui doit :

- Rassurer Sarah sur la normalité de ses symptômes tels que la fatigue, les courbatures et la perte d'appétit qui sont des réactions courantes aidant le corps à récupérer.

- Aborder son anxiété : en reconnaissant le stress lié aux examens potentiellement manqués et en proposant des stratégies telles que la planification de la gestion du temps lorsqu'elle se rétablira.

- Favoriser les soins personnels : en encouragent Sarah à se reposer suffisamment, à boire des liquides et à envisager de prendre des médicaments prescrits par son médecin pour gérer l'inconfort.

Pronostic : en abordant à la fois les aspects physiques et psychologiques de la maladie de Sarah, le prestataire de soins vise à :

- Réduire son anxiété et favoriser un sentiment de contrôle sur sa situation.
- Encourager les comportements de soins personnels qui facilitent le rétablissement.
- S'assurer que Sarah reçoive un traitement approprié pour ses symptômes.

Ce cas démontre comment des réactions normales à la maladie peuvent induire des conséquences psychologiques et comportementales perçues parfois comme étant pathologique. La compréhension mutuelle de ces réactions permet aux professionnels de santé non seulement de traiter les symptômes, mais également d'accompagner les patients, en favorisant ainsi un rétablissement optimal comme c'est dans le cas de Sarah.

2. Bibliographie

ADER, R., & COHEN, N. 1993. "Psychoneuroimmunology: conditioning and stress", *Annual review of psychology*, 44(1), 53-85.

DANTZER, R., KONSMAN, J. P., BLUTHÉ, R. M., & KELLEY, K. W. 2000. "Neural and humoral pathways of communication from the immune system to the brain: parallel or convergent?", *Autonomic Neuroscience*, 85(1-3), 60-65.

GIRAUDET-LE QUINTREC, J. S. 2010. « L'annonce diagnostique dans la maladie chronique », *Education Thérapeutique du Patient-Therapeutic Patient Education*, 2(2), S223-S227.

LANGLOIS, F., GOSSELIN, P., BRUNELLE, C., DROUIN, M. C., & LADOUCEUR, R. 2007. « Les variables cognitives impliquées dans l'inquiétude face à la maladie », *Canadian Journal of Behavioural Science/Revue canadienne des sciences du comportement*, 39(3), 174.

LUTGENDORF, S. K., & ANDERSEN, B. L. 2015. "Biobehavioral approaches to cancer progression and survival: Mechanisms and interventions", *American psychologist*, 70(2), 186.

MILLER, G. E., ROHLEDER, N., & COLE, S. W. 2009. "Chronic interpersonal stress predicts activation of pro-and anti-inflammatory signaling pathways 6 months later", *Psychosomatic medicine*, 71(1), 57-62.

ORMEL, J., OLDEHINKEL, A. J., & BRILMAN, E. I. 2001. "The interplay and etiological continuity of neuroticism, difficulties, and life events in the etiology of major and subsyndromal, first and recurrent depressive episodes in later life", *The American Journal of Psychiatry*, 158(6), 885–891.

3. Quiz

Choisissez la bonne réponse pour chaque question

1. Lequel des éléments suivants n'est pas une fonction typique du système immunitaire pendant une maladie ?

(a) La lutte contre les agents pathogènes comme les bactéries et les virus.

(b) L'augmentation des sentiments de bien-être et d'énergie.

(c) La libération de cytokines inflammatoires.

(d) Le déclenchement de la fièvre pour inhiber certains agents pathogènes.

2. Les cytokines, libérées au cours de la réponse immunitaire, peuvent entraîner tous les effets suivants sauf :

(a) Une augmentation de la fatigue et de la somnolence.

(b) Une réduction de l'appétit.

(c) Une amélioration des fonctions cognitives.

(d) Une augmentation des douleurs musculaires.

3. La réponse au « comportement de maladie » décrite par Ader comprend :

(a) Des niveaux d'activité accrus et un désir d'interaction sociale.

(b) Léthargie, réduction de l'appétit et somnolence accrue.

(c) Un état émotionnel accru et des sentiments d'euphorie.

(d) Une amélioration de la concentration pendant les tâches.

4. Lequel des traits de personnalité suivants pourrait contribuer à des émotions négatives plus prononcées pendant la maladie :

(a) Des niveaux élevés de résilience et d'optimisme.

(b) Le névrosisme et les faibles niveaux de régulation émotionnelle.

(c) L'extraversion et le support social positif.

(d) La conscience et le sentiment de contrôle.

5. Comprendre les réactions normales à la maladie peut être bénéfique pour les patients afin de :

(a) Accroitre de l'anxiété face aux complications potentielles.

(b)Encourager l'automédication sans consulter un médecin

(c) Mener à croire que leurs symptômes sont anormaux.

(d) Réduire la culpabilité associée au besoin de repos.

FICHE 11 – LA RÉACTION PATHOLOGIQUE FACE À LA MALADIE

Même si certaines réactions à la maladie sont naturelles et adaptatives, certaines réponses peuvent être excessives, prolongées, entravant ainsi le bon fonctionnement de l'individu (Taïeb et al., 2005). Cette fiche décrit les réactions anormales à la maladie, en examinant les complexités des troubles psychosomatiques, de la somatisation et du trouble anxieux lié à la maladie.

Il est admis qu'une catégorie de réactions anormales englobe les troubles psychosomatiques, dans lesquels la détresse psychologique se manifeste par des symptômes physiques. Ces symptômes sont réels et peuvent être très gênants, mais aucune cause physique sous-jacente ne peut être identifiée. Par exemple, une personne soumise à un stress élevé peut ressentir des maux de ventre ou des maux de tête inexpliqués (Crone et al., 2023).

La somatisation comme étant un type spécifique de trouble psychosomatique, implique un ensemble de symptômes physiques récurrents et médicalement inexpliqués accompagnés d'un recours excessif à des soins médicaux (Taiebine et al., 2024). Les personnes somatisées présentent souvent une grande préoccupation pour les sensations corporelles et une tendance à les interpréter à tort comme des signes de maladie grave (Herzlich, 2019).

Une autre forme de réaction anormale est le trouble anxieux lié à la maladie, anciennement connu sous le nom d'hypocondrie. Ce trouble se caractérise par une préoccupation persistante et excessive quant à la possibilité d'avoir une maladie grave, malgré la réassurance du médecin traitant. Les personnes atteintes de ce trouble peuvent interpréter à tort des symptômes mineurs comme la preuve d'une maladie potentiellement mortelle et adopter des comportements excessifs liés à la santé, comme des visites fréquentes chez le médecin et l'autodiagnostic via des recherches sur Internet en créant une cyberchondrie (Yang et al., 2022). Alternativement, il existe une autre catégorie appelée « syndrome de traitement obstructif des maladies dérivées d'Internet (IDIOT pour Internet Derived Illness Obstructive Treatment » qui fait référence au phénomène dans lequel les individus peuvent ressentir une augmentation de l'anxiété et s'auto-médicamenter ou cesser brusquement les traitements prescrits en raison d'informations obtenues sur Internet. Ce syndrome met en évidence les risques potentiels associés au fait de s'appuyer sur des informations de santé en ligne sans conseils professionnels, entraînant des conséquences néfastes sur les pronostics de santé individuels (Vega et al., 2023).

Il est important de bien considérer les facteurs psychologiques qui jouent un rôle important dans le développement de ces réactions pathologiques. Des événements stressants de la vie, des expériences passées de maladie ou des antécédents familiaux de troubles anxieux peuvent tous contribuer à une sensibilité accrue aux sensations corporelles et à une perception cognitivo-émotionnelle déformée des menaces pour la santé (Haxaire, 2009). Quant aux symptômes physiques eux-mêmes, ils peuvent provoquer de la détresse et interférer avec la vie quotidienne. En outre, une utilisation excessive des soins de santé peut mettre à rude épreuve les ressources des établissements de soins et conduire à des procédures inutiles.

Heureusement, des options de traitement efficaces existent pour faire face aux réactions pathologique parfois sinistroses suite à une maladie. Il a été démontré que la thérapie cognitivo-comportementale (TCC) est particulièrement efficace pour traiter les anxiétés sous-jacentes et les schémas de pensée inadaptés qui contribuent aux réactions anormales à la maladie (Nakao et al., 2011). En employant une approche biopsychosociale qui prend en compte non seulement les facteurs biologiques mais également les influences psychologiques et sociales, les personnels de santé peuvent créer un plan de traitement plus complet, favorisant le bien-être physique, social et émotionnel de leurs patients.

En conclusion, même si la réponse du corps à la maladie est souvent un processus coordonné et adaptatif, des réactions anormales peuvent entraver considérablement le processus de guérison. Comprendre les mécanismes sous-jacents à ces réactions permet de développer des interventions efficaces, optimisant ainsi la prestation des soins de santé dans ses dimensions psychologiques et somatiques.

1. Vignette clinique

Khalid est un comptable âgé de 45 ans qui se présente avec une toux persistante et une fatigue vocale. Malgré de multiples visites chez le médecin et un bon état de santé, Khalid reste convaincu qu'il souffre d'une grave maladie pulmonaire. Il passe des heures à rechercher des symptômes en ligne et surveille constamment sa respiration. Son anxiété concernant sa santé a un impact sur son sommeil et ses performances au travail.

Motif de consultation : Khalid exprime une peur constante d'être atteint d'une maladie potentiellement mortelle, malgré les assurances répétées de son médecin. Il déclare avoir des difficultés à se concentrer au travail et se sentir nerveux en raison de ses soucis de santé.

Diagnostic : les réactions de Khalid à sa toux mineure et à sa fatigue sortent de la plage normale des réactions à la maladie. Sa préoccupation excessive quant à la possibilité d'une maladie grave, malgré les preuves médicales du contraire, suggère un trouble anxieux lié à la maladie (hypocondrie). Ses recherches en ligne et son suivi constant des sensations corporelles reflètent ces angoisses.

Intervention thérapeutique : les anxiétés persistantes de Khalid et ses interprétations erronées des symptômes sont révélatrices d'un trouble anxieux lié à la maladie. De ce fait, une approche globale qui aborde à la fois les composantes physiques et psychologiques est cruciale à adopter par le prestataire de soins qui doit :

- Reconnaitre les inquiétudes de Khalid : en insistant sur le fait que ses anxiétés sont réelles, mais tout en contestant intelligemment ses interprétations erronées des symptômes.
- Favoriser une psychoéducation : en expliquant la maladie et le trouble anxieux et comment il peut se manifester.
- Orienter vers une thérapie cognitivo-comportementale (TCC) : en recommandant la TCC pour aider Khalid à identifier et à modifier les schémas de pensée inutiles liés à sa santé.

Pronostic : en travaillant avec un psychothérapeute et en bénéficiant du soutien de son médecin traitant, les bénéfices escomptés visent à :

- Réduire sa préoccupation face à la maladie.
- Développer des mécanismes d'adaptation pour gérer l'anxiété.
- Améliorer son bien-être général et sa qualité de vie.

Ce cas démontre l'impact du trouble anxieux lié à la maladie sur l'expérience de santé d'un patient. En ayant une compréhension des réactions anormales à la maladie, les professionnels de santé pourraient non seulement dépister la composante psychologique sous-jacente, mais également offrir un soutien et des options de traitement efficaces, améliorant ainsi le pronostic favorable des maladies.

2. Bibliographie

CRONE, C., FOCHTMANN, L. J., ATTIA, E., BOLAND, R., ESCOBAR, J., FORNARI, V., ... & MEDICUS, J. 2023. "The American Psychiatric Association practice guideline for the treatment of patients with eating disorders", *American Journal of Psychiatry*, 180(2), 167-171.

HAXAIRE, C. 2009. « Maladie du médecin, maladie du malade », *ADSP (Actualité et Dossier en Santé Publique), Revue trimestrielle du Haut Comité de la Santé Publique*, 66, 18-21.

HERZLICH, C. 2019. Santé et maladie. *Analyse d'une représentation sociale* (Vol. 5). Walter de Gruyter GmbH & Co KG.

NAKAO, M., SHINOZAKI, Y., AHERN, D. K., & BARSKY, A. J. 2011. "Anxiety as a predictor of improvements in somatic symptoms and health anxiety associated with cognitive-behavioral intervention in hypochondriasis", *Psychotherapy and Psychosomatics*, 80(3), 151-158.

TAÏEB, O., HEIDENREICH, F., BAUBET, T., & MORO, M. R. 2005. « Donner un sens à la maladie: de l'anthropologie médicale à l'épidémiologie culturelle », *Médecine et maladies infectieuses*, 35(4), 173-185.

TAIEBINE, M., MARFAK, A., & NEJJARI, C. 2024." Health communication, infodemics and disinformation about dementia related contents during COVID pandemic in Arabic countries: A bibliometric analysis", *Alzheimer's & Dementia*, 20, e086854.

VEGA, E. S., ZEPEDA, M. F. P., GUTIERREZ, E. L., MARTINEZ, M. D. C. C., Gomez, S. J. G., & Caldera, S. D. 2023. "Internet Health Information on Patient's Decision-Making: Implications, Opportunities and Challenges", *Medical Research Archives*, 11(7.2).

YANG, Y., TA, N., & LI, Z. 2022. "Investigating the obsessive and compulsive features of cyberchondria: A holistic review", *Frontiers in psychology*, 13, 897426.

3. Quiz

Choisissez la bonne réponse pour chaque question

1. Les troubles psychosomatiques impliquent :

(a) Des symptômes physiques sans cause médicale sous-jacente et une détresse psychologique importante.

(b) Un déni complet de tout symptôme physique.

(c) Des symptômes physiques exagérés basés sur un problème de santé réel.

(d) Une préférence pour les médecines alternatives par rapport aux traitements traditionnels.

2. La somatisation, un type spécifique de trouble psychosomatique, se caractérise par :

(a) Des symptômes physiques occasionnels inexpliqués.

(b) Des symptômes récurrents inexpliqués accompagnés d'un recours excessif aux soins de santé.

(c) La peur des hôpitaux et des procédures médicales.

(d) La conviction que les médecins ne prennent pas leurs préoccupations au sérieux.

3. Le trouble anxieux de type hypocondrie implique :

(a) Un mépris total pour tout risque potentiel pour la santé.

(b) Une peur persistante et excessive d'avoir une maladie grave, malgré le réconfort.

(c) L'accent est mis sur les imperfections cosmétiques mineures.

(d) La croyance que l'on souffre déjà d'une maladie spécifique.

4. Les facteurs psychologiques pouvant contribuer à des réactions anormales à la maladie comprennent :

(a) Un solide réseau social et des capacités d'adaptation positives.

(b) Des niveaux élevés de confiance dans le système de santé.

(c) Une compréhension approfondie de l'anatomie et de la physiologie humaines.

(d) Des événements stressants de la vie et des antécédents de troubles anxieux.

5. La thérapie cognitivo-comportementale (TCC) peut être bénéfique en cas de réactions anormales à la maladie. Elle vise à :

(a) Prescrire des médicaments pour soulager les symptômes physiques.

(b) Aider les patients à identifier et à modifier les schémas de pensée inadaptés à propos de la maladie.

(c) Encourager l'isolement complet pour éviter les déclencheurs potentiels de maladies.

(d) Fournir des informations détaillées sur toutes les maladies possibles dont une personne pourrait être atteinte.

FICHE 12 – LA RELATION SOIGNANT-SOIGNÉ

La relation soignant-soigné est la pierre angulaire d'une prise en charge efficace aussi bien thérapeutique qu'humaine. Cette fiche approfondit le dessous de cette interaction en communication médicale incluant la confiance et de la prise de décision partagée qui façonne les pronostics favorables des patients.

Les études de Stewart et al. (1995) démontrent que la communication centrée sur le patient, où les professionnels de santé écoutent activement leurs patients, valident leurs préoccupations et leur fournissent des explications claires, conduit à une satisfaction accrue des patients, à une meilleure adhésion aux plans de traitement et à de meilleurs résultats en matière de santé. À l'inverse, une mauvaise communication peut entraîner des malentendus, de l'anxiété et une perte de confiance dans le système de santé (Naudin et al., 2020).

La confiance est un autre élément essentiel, par lequel les patients sont plus susceptibles de divulguer des informations sensibles, de poser des questions et de participer activement à leurs soins lorsqu'ils font confiance à l'expertise et aux intentions de leur médecin (Brient, 2007). Bâtir une confiance implique de l'empathie, du respect de l'autonomie du patient et un engagement envers une prise de décision partagée. Cette dernière permet aux patients de participer activement à leur parcours de soins réussi. En présentant les options de traitement, en décrivant les risques et les avantages potentiels et en tenant compte des valeurs et des préférences du patient, les professionnels de santé peuvent collaborer avec les patients pour élaborer un plan de traitement éclairé, partagé et responsabilisant (Phaneuf et Gendron, 2016).

Cependant, la relation soignant-soigné n'est pas toujours sans défis. Les facteurs culturels et socio-économiques peuvent influencer les styles de communication et les attentes des deux parties. De plus, les contraintes de temps dans les établissements de soins de santé qui sont très fréquentés peuvent limiter les possibilités de consultations avec des approfondissements des discussions.

D'une part, les progrès technologiques offrent des solutions prometteuses grâce aux plateformes de télésanté, de téléconsultation médicale et de communication en ligne qui peuvent offrir un meilleur accès aux soins et faciliter la communication, en particulier pour les populations géographiquement dispersées et enclavées (Daydé et al., 2023). Cependant, il est crucial de veiller à ce que ces avancées complètent, plutôt que remplacent, les interactions en face-à-face entre le soignant et le soigné.

Un autre aspect à ne pas négliger concerne l'investissement dans la formation aux compétences en communication et les soft skills des professionnels de santé. Une telle attitude favorisera une culture de soins centrés sur le patient pour renforcer une relation *Win Win* entre le soignant et le soigné. En donnant la priorité à une communication efficace, en instaurant la confiance et en favorisant une prise de décision partagée, les professionnels de santé peuvent créer un environnement délibératif, collaboratif et sécurisant qui optimise le sentiment d'autonomisation « *empowerment* » aussi bien chez eux que chez les patients.

En conclusion, la relation soignant-soigné est un élément complexe mais vital au sein du système de santé. C'est en instaurant de la communication, de la confiance et de la prise de décision partagée que les professionnels de santé pourraient cultiver des relations solides et collaboratives avec leurs patients, conduisant finalement à de meilleures observances thérapeutiques et à des pronostics favorables.

1. Vignette clinique

Maria est une ouvrière âgée de 50 ans, travaillant à l'usine et souffre de sciatique. Elle exprime sa frustration à l'égard de son ancien médecin, se sentant ignorée et pressée lors des rendez-vous.

Contexte de la maladie : Maria décrit ses maux de dos en détail, mais semble prudente et peu disposée à partager des informations supplémentaires sur ses problèmes de santé. Elle exprime un manque de confiance dans le système de santé en raison de ses expériences passées.

Diagnostic : l'hésitation et la frustration de Maria indiquent une rupture dans la relation soignant-soigné avec son ancien médecin. Le fait de se sentir ignorée et précipitée a probablement érodé sa confiance dans le système de santé.

Intervention : rétablir la confiance et établir une communication efficace sont essentiels à la réussite du traitement. Comprendre le point de vue de Maria et répondre à ses préoccupations sont des premières étapes essentielles. Une approche centrée sur le patient est nécessaire en veillant à favoriser :

- Une écoute active permettant à Maria d'exprimer ses préoccupations sans interruption, tout en validant ses sentiments de frustration et de manque de confiance.
- Des questions ouvertes en l'encourageant à s'exprimer sur sa douleur, ses limites dans la vie quotidienne et ses attentes en matière de traitement.
- Une prise de décision partagée en lui présentant des options de traitement de manière claire et compréhensible, en discutant avec elle des avantages et des risques potentiels. Il est important de respecter ses préférences et à son style de vie dans l'élaboration de tel plan de soins.

Résultats attendus : en privilégiant la communication et la prise de décision partagée, le prestataire de soins vise à :

- Reconstruire la confiance dans la relation médecin-patient chez Maria
- Encourager Maria à discuter ouvertement de ses problèmes de santé et à poser des questions.
- Élaborer un plan de traitement avec lequel Maria se sent à l'aise et qu'elle est plus susceptible d'adhérer.

Ce cas met en évidence l'importance de la communication et de la confiance dans la relation soignant-soigné. En prenant le temps de comprendre le point de vue du patient et en favorisant un environnement collaboratif, les professionnels de santé peuvent créer les bases d'un traitement réussi et permettre aux patients de participer activement à leur parcours de soins.

2. Bibliographie

BRIENT, P. 2007. « Du regard à la parole : la relation soignant-soigné en psychiatrie », *Cahiers de psychologie clinique*, (1), 61-68.

DAYDE, M. C., PASCAL, C., FAROTA-ROMEJKO, I., & SCHILLING, A. 2023. *Relation d'aide en soins infirmiers*. Elsevier Health Sciences.

NAUDIN, D., SALOMON-LEGRAND, C., MARGAT, A., & HEUZE, C. 2020. *Bien débuter-La relation soignant-soigné*. Elsevier Health Sciences.

PHANEUF, M., & GENDRON, F. 2016. *La relation soignant- soigné : l'accompagnement thérapeutique*. Chenelière Education.

STEWART, M. A. 1995. "Effective physician-patient communication and health outcomes: a review", *CMAJ : Canadian medical association journal*, 152(9), 1423.

3. Quiz

Choisissez la bonne réponse pour chaque question

1. La communication centrée sur le patient, dans laquelle les médecins écoutent et valident activement leurs préoccupations, est associée à :

(a) Une augmentation de la frustration et du sentiment d'impuissance chez les patients.

(b) Une amélioration de la satisfaction des patients et du respect des plans de traitement.

(c) Une diminution du nombre de questions posées par les patients.

(d) Une préférence pour les médecines alternatives par rapport aux traitements conventionnels.

2. La confiance est un élément crucial dans la relation médecin-patient car elle conduit à :

(a) Des désaccords plus fréquents sur les options de traitement.

(b) Se sentir plus susceptibles de cacher des informations importantes.

(c) Se sentir plus ouverts et honnêtes quant à leurs problèmes de santé.

(d) Un rythme de rendez-vous plus rapide pour gagner du temps.

3. La prise de décision partagée implique :

(a) Le médecin qui dicte les options de traitement sans la participation du patient.

(b) Les patients qui prennent le contrôle total de leurs décisions en matière de soins de santé.

(c) Une approche collaborative dans laquelle le médecin et le patient discutent des options du traitement.

(d) Les patients recherchant indépendamment toutes les options de traitement avant les rendez-vous.

4. Un défi potentiel pour la relation médecin-patient comprend :

(a) L'engagement du médecin en faveur de l'autonomie du patient.

(b) Les facteurs culturels et socio-économiques influençant les styles de communication.

(c) Les progrès technologiques dans la communication sur les soins de santé.

(d) L'accent est mis sur l'instauration de la confiance avec les patients.

5. La télésanté et les plateformes de communication en ligne peuvent être bénéfiques pour la relation médecin-patient en :

(a) Remplaçant complètement le besoin d'interactions en face à face.

(b) Assurant un meilleur accès aux soins et facilitant la communication.

(c) Encourageant les patients à diagnostiquer eux-mêmes leurs maladies.

(d) Conduisant à une diminution de la qualité des soins médicaux fournis.

FICHE 13 – LA PSYCHOLOGIE DE L'HOSPITALISATION

L'hospitalisation constitue un événement bouleversant en projetant les individus vers un territoire incertain, perturbant leur bien-être physique et mental. Cette fiche approfondit les dessous de la psychologie de l'hospitalisation des patients, explorant les revers émotionnels, les mécanismes d'adaptation et l'impact sur l'identité aussi bien des soignants que des soignés.

Tout d'abord, l'hospitalisation déclenche souvent des sentiments d'anxiété, de peur et d'incertitude quant à la maladie et à son pronostic chez les patients. Les études de Guedj et al (2007) ont mis en évidence le concept de « peur de l'hôpital », englobant les angoisses liées aux effets secondaires potentiels du traitement, à la perte de contrôle sur la vie quotidienne et à la séparation d'avec ses proches. La première réaction à l'hospitalisation est souvent celle du choc et de l'incrédulité. Le diagnostic, l'environnement inconnu et la perte de contrôle sur les routines quotidiennes peuvent déclencher une cascade d'émotions, notamment l'anxiété, la peur et l'incertitude chez les enfants ainsi que leurs parents (Bastin, 2000).

De plus, l'environnement hospitalier lui-même peut être psychologiquement éprouvant voire angoissant. Le bruit constant, les visages inconnus et le barrage de procédures médicales peuvent entraîner une surcharge sensorielle et un sentiment de dépersonnalisation (Krueger et Aiken, 2004). Cela peut perturber les habitudes de sommeil et exacerber l'anxiété existante.

D'une part, l'instauration de la confiance devient la pierre angulaire de l'alliance thérapeutique entre les médecins et les patients. Lorsque ces derniers font confiance à l'expertise et aux intentions de leur médecin, ils sont plus susceptibles de divulguer des informations sensibles, de poser des questions et de participer activement à leurs soins (Franceschini, 2012).

D'autre part, l'hospitalisation peut menacer l'estime de soi, le sentiment d'autonomie, de compétence et d'identité globale d'une personne. Les recherches de Charmaz et Mitchell (2001) ont exploré le concept de « soi hospitalisé », soulignant la manière dont les patients intériorisent la perception d'eux-mêmes comme étant malades et dépendants des autres. Pour relever ces défis, une approche multidimensionnelle serait bénéfique en mobilisant le soutien social de la famille et des amis qui joue un rôle crucial dans le bien-être émotionnel et l'atténuation du sentiment d'isolement (Ankri, 2007). De plus, les patients peuvent adopter diverses stratégies d'adaptation, telles que le déni, le recadrage positif ou la recherche d'informations (Lazarus et Folkman, 1984).

De leurs côtés, les professionnels de santé ont un impact significatif sur l'expérience psychologique de l'hospitalisation des patients. Les infirmières, les travailleurs sociaux et les psychologues peuvent apporter un soutien émotionnel, répondre aux angoisses des patients et les aider à faire face aux défis de l'hospitalisation. Il est important de signaler que l'empathie, l'écoute active et la communication interpersonnelle sont des qualités essentielles pour répondre aux inquiétudes des patients et favoriser un sentiment de contrôle (Parent, 2019). Dans le cadre d'une prise de décision éclairée et partagée, les patients ont la possibilité de fixer des objectifs réalistes ce qui renforce leur sentiment d'*empowerment* (Klein et Ducroux-Biass, 2009), d'engagement et de responsabilité. Une communication efficace devient primordiale pendant cette période vulnérable. Les recherches de Bouché et Ulrich (2012) ont souligné l'importance d'une communication centrée sur le patient, dans laquelle les médecins écoutent activement leurs, valident leurs préoccupations et fournissent des explications claires. Cette approche peut réduire considérablement l'anxiété des patients et favoriser un sentiment de confiance.

Il reste à préciser que les interventions psychologiques telles que les techniques de gestion du stress, les exercices de relaxation et les pratiques de pleine conscience peuvent être bénéfiques pour gérer l'anxiété et promouvoir le bien-être émotionnel

(Parent, 2019). De plus, s'attaquer aux problèmes de santé mentale préexistants peut améliorer considérablement la capacité d'un patient à faire face à son hospitalisation.

En conclusion, l'hospitalisation constitue une barrière induisant des défis psychologiques pour les patients et le personnel soignant. C'est une expérience transformatrice, perturbant non seulement le bien-être physique mais aussi l'état psychologique. Appréhender ces défis permet aux professionnels de santé de créer un environnement favorable, sécurisant et responsabilisant. En reconnaissant l'impact émotionnel de l'hospitalisation, en favorisant la communication et en fournissant des ressources pour y faire face, les professionnels de santé peuvent jouer un rôle central en facilitant non seulement le rétablissement physique mais aussi psychologique sur le chemin du retour à la santé normale.

1. Vignette clinique

Ghita est une étudiante âgée de 22 ans qui est admise à l'hôpital suite à un accident de voiture. Elle a un bras cassé et nécessite une intervention chirurgicale. Ghita semble être renfermée et en larmes, exprimant son anxiété face à l'opération à venir et sa peur d'être un fardeau pour sa famille.

Motif de consultation : Ghita exprime sa peur face à la douleur associée à la chirurgie et un sentiment d'impuissance dû à sa dépendance envers les autres. Elle craint de prendre du retard dans ses études et se sent déconnectée de sa vie quotidienne.

Diagnostic : la réaction émotionnelle de Ghita reflète l'impact psychologique de l'hospitalisation. L'anxiété liée à la chirurgie, la peur de perdre le contrôle et le sentiment d'isolement sont des expériences courantes pendant l'hospitalisation.

Intervention : comprendre l'état émotionnel de Ghita est crucial dans son rétablissement. Répondre à ses angoisses et lui apporter un soutien peut améliorer considérablement son expérience et favoriser sa guérison. L'équipe soignante doit veiller à :

- Valider et reconnaitre les angoisses de Ghita concernant la chirurgie et l'hospitalisation.
- Mettre en place des séances psychoéducatives : en expliquant la procédure chirurgicale de manière claire et compréhensible, en abordant les risques potentiels et les stratégies de gestion de la douleur.
- Favoriser le soutien social : en encourageant Ghita à communiquer avec sa famille et ses amis par le biais d'appels téléphoniques ou de réseaux sociaux.
- Mettre en place des séances en ergothérapie pour l'aider à explorer des moyens de maintenir certains aspects de sa vie quotidienne comme les études pendant sa convalescence.

Pronostic : en répondant aux besoins émotionnels de Ghita, l'équipe soignante vise à :

- Réduire son anxiété et sa peur entourant la chirurgie.
- L'aider à se sentir plus autonome et en contrôle de sa situation.
- Favoriser un sentiment de connexion avec vos proches malgré la séparation physique.

Ce cas met en évidence l'importance de considérer l'impact émotionnel de l'hospitalisation. En reconnaissant les défis psychologiques auxquels les patients sont confrontés et en leur proposant un soutien approprié et individualisé, les professionnels de santé peuvent créer un environnement plus favorable pour la guérison de la personne dans son intégrité biopsychosociale.

2. Bibliographie

ANKRI, J. 2007. « Mortalité après l'hospitalisation d'un époux », *Gérontologie et société,* 30121(2), 279-282.

BASTIN, T. 2000. « L'enfant et sa maladie : aspects psychologiques de l'hospitalisation », *Archives de pédiatrie,* 7(4), 405-409.

CHARMAZ, K., & MITCHELL, R. 2001. *"Grounded theory in ethnography",* in P. Atkinson, A. Coffey, S. Delamont, J. Lofland, L. Lofland (Eds.) *Grounded theory in ethnography* (pp. 160-174). SAGE Publications Ltd

FRANCESCHINI, E. 2012. « L'hospitalisation : un travail de deuil ? », *Le journal des psychologues,* (4), 58-61.

GUEDJ, M., HENAULT, M., & PINAULT, A. 2008. « Clinique de l'hospitalisation involontaire : Un exemple de recherche en psychologie clinique de la santé », *Le Journal des psychologues,* (7), 48-51.

KLEIN, G. H., & DUCROUX-BIASS, F. 2009. « L'empowerment » et Carl Rogers : Réflexions sur le concept d'empowerment et l'Approche centrée sur la personne en soins infirmiers », *Approche Centrée sur la Personne,* (2), 52-67.

KRUEGER, J., & AIKEN, A. T. 2016. "Losing social space: Phenomenological disruptions of spatiality and embodiment in Moebius syndrome and schizophrenia", *Phenomenology and science: Confrontations and convergences,* 121-139.

LAZARUS, R. S., & FOLKMAN, S. 1984. *Stress, appraisal, and coping.* Springer publishing company.

PARENT, N. 2019. *La communication interpersonnelle en santé. Habiletés et attitudes essentielles pour favoriser un processus de guérison.* Presses de l'Université Laval.

3. Quiz

Choisissez la bonne réponse pour chaque question

1. Lequel des énoncés suivants ne constitue PAS une réaction émotionnelle courante à l'hospitalisation :

(a) L'anxiété et la peur face à la maladie et au pronostic.

(b) Le sentiment de soulagement et de relaxation.

(c) Les sentiments de solitude et d'isolement.

(d) L'incertitude quant au déroulement du traitement.

2. Le concept de « peur de l'hôpital » fait référence aux angoisses concernant :

(a) La perte de contrôle sur la vie quotidienne et la séparation avec ses proches.

(b) Les effets positifs des traitements médicaux.

(c) L'environnement hospitalier qui est trop confortable et relaxant.

(d) Le manque d'expertise et d'expérience du médecin.

3. La communication centrée sur le patient pendant l'hospitalisation peut aider à :

(a) Augmenter les sentiments d'anxiété et d'impuissance chez les patients.

(b) Réduire la confiance des patients dans l'équipe soignante.

(c) Améliorer la compréhension du patient et réduire l'anxiété.

(d) Limiter le temps que les médecins consacrent à chaque patient.

4. Un impact significatif de l'hospitalisation sur les patients peut être :

(a) Un sentiment accru de confiance en soi et de contrôle.

(b) Une menace pour le sentiment d'autonomie et d'identité d'une personne.

(c) Un désir accru d'interaction sociale avec des étrangers.

(d) Un sentiment d'être plus connecté à ses proches malgré la séparation.

5.Quel est le rôle crucial des professionnels de santé dans le soutien au bien-être psychologique des patients hospitalisés :

(a) Prescrire des médicaments pour gérer toutes les réactions émotionnelles.

(b) Fournir de l'empathie, une écoute active et une communication claire.

(c) Minimiser l'impact émotionnel de l'hospitalisation et se concentrer uniquement sur la récupération physique.

(d) Décourager les patients d'exprimer leurs anxiétés et leurs craintes.

FICHE 14 – LES CROYANCES

Comprendre les convictions d'un patient en matière de santé va au-delà de la simple connaissance de son diagnostic (Fisher et al., 2020). Cette fiche explore les croyances et les représentations psycho-comportementales, en décrivant l'interaction complexe entre les expériences individuelles, les influences culturelles et la manière dont ces croyances façonnent les comportements liés à la santé.

L'un des modèles les plus influents dans ce domaine est le Health Belief Model (HBM) développé par Rosenstock et al. (1974). Ce modèle propose que la probabilité qu'une personne adopte des comportements de santé préventifs ou adhère à des plans de traitement dépend de plusieurs facteurs :

- La susceptibilité perçue : cela fait référence à la croyance d'une personne quant à son risque de développer une maladie particulière. Par exemple, une personne ayant des antécédents familiaux importants de maladie cardiaque pourrait être plus susceptible de donner la priorité aux mesures préventives.

- La gravité perçue : cela reflète la compréhension qu'a une personne des conséquences potentielles d'une maladie. Une personne qui perçoit une maladie comme très handicapante sera probablement moins motivée à se faire soigner.

- Les avantages perçus : cela englobe la croyance d'une personne dans l'efficacité d'un traitement ou d'une mesure préventive particulière. Les patients sont plus susceptibles d'adhérer à un plan de traitement s'ils pensent que cela améliorera leur santé.

- Les obstacles perçus : il s'agit des obstacles qu'une personne perçoit comme entravant sa capacité à adopter des comportements sains. Les préoccupations concernant le coût, les effets secondaires ou les difficultés de transport peuvent tous constituer des obstacles à l'observance du traitement.

- Les indices d'action « cues en anglais » : il s'agit de déclencheurs internes ou externes qui incitent une personne à agir. La recommandation d'un médecin, une campagne médiatique ou même l'expérience d'un symptôme peuvent tous servir d'indices pour agir.

Il est à noter que le contexte culturel joue également un rôle important dans la genèse des croyances en matière de santé. Les croyances traditionnelles, les pratiques religieuses et les normes sociales peuvent influencer la façon dont les individus perçoivent la maladie, les options de traitement et le rôle du système de santé. Par exemple, certaines cultures peuvent s'appuyer fortement sur les guérisseurs traditionnels « tradithérapeutes » ou donner la priorité aux approches holistiques du bien-être (Peyla et al., 2016).

La médecine prophétique est régie avant tout par les principes de la médecine humorale. Elle combat les croyances et superstitions de l'époque, en luttant par exemple contre le port d'amulettes, de talismans, de prédictions astrologiques et de sorcellerie. De plus, il distingue clairement les maladies corporelles et celles de l'esprit, qui sont considérées comme des entités distinctes (Amad et Thomas, 2011).

D'une part, comprendre les convictions d'un patient en matière de santé permet aux professionnels de santé d'adapter leur communication et leurs interventions. L'entretien motivationnel (EM) est devenu un outil précieux en communication médicale. L'EM utilise des questions ouvertes et une écoute réflexive pour explorer les croyances, les préoccupations et les motivations existantes d'un patient. En collaborant avec le patient, les professionnels de santé peuvent identifier les obstacles et développer une approche de soins qui est sensible à la culture de l'individu (Loudahl et al., 2013).

D'autre part, la psychologie des croyances en matière de santé s'étend également au concept de représentations de la maladie. Il s'agit du modèle mental d'une personne concernant sa maladie, englobant sa compréhension de sa cause, de ses symptômes, des options de traitement et de son impact global sur sa vie

(Leventhal et al., 2012). Aborder la représentation de la maladie d'un patient peut l'aider à se sentir plus en contrôle et habilité à gérer son état.

En conclusion, la psychologie des croyances en matière de santé revêt une importance immense pour comprendre le comportement des patients. En considérant des modèles tels que le HBM et l'influence du contexte culturel, les professionnels de la santé peuvent développer une approche plus holistique des soins. L'utilisation de techniques telles que l'EM et la prise en compte des représentations de la maladie permettent de prodiguer des soins centrés sur le patient qui favorisent une prise de décision éclairée, favorisent des comportements positifs en matière de santé et, en fin de compte, optimisent les pronostics favorables pour les patients.

1. Vignette clinique

Omar est un patient illettré âgé de 50 ans et qui souffre d'un diabète incontrôlé. Il hésite à commencer les injections d'insuline, exprimant une préférence pour les remèdes à base de plantes suggérés par son guérisseur local.

Contexte de la maladie : Omar est préoccupé par sa santé mais exprime ses appréhensions concernant le traitement médical conventionnel. Ses croyances culturelles et sa compréhension de sa maladie diffèrent du point de vue médical occidental. Omar pense que son diabète est causé par une « faiblesse du sang » et s'inquiète des effets secondaires potentiels des médicaments.

Diagnostic : les convictions d'Omar en matière de santé sont influencées par son origine culturelle et ses pratiques de médecine traditionnelle. Sa préférence pour les plantes médicinales et sa compréhension de la cause de sa maladie (« sang faible ») mettent en évidence cette différence culturelle. La peur des effets secondaires contribue également à son hésitation à l'égard de l'insuline.

Intervention : comprendre les convictions d'Omar en matière de ses choix et ses décisions est crucial pour promouvoir l'adhésion à un plan de traitement. Une approche culturellement sensible est essentielle pour répondre à ses préoccupations et instaurer la confiance. Le professionnel de santé doit privilégier :

- Une communication adaptée à la culture : en utilisant un langage respectueux, en évitant le jargon médical et en faisant appel à un traducteur si nécessaire.

- Une adoption d'un modèle explicatif : en utilisant des questions ouvertes pour comprendre les convictions d'Omar sur sa maladie, sa cause et les approches thérapeutiques préférées.

- La psychoéducation via les informations claires et culturellement appropriées sur le diabète, le rôle de l'insuline et les effets secondaires potentiels (en mettant l'accent sur leur facilité de gestion).

- Collaboration : en explorant les moyens potentiels d'intégrer les pratiques traditionnelles à la médecine conventionnelle, le cas échéant, tout en donnant la priorité aux traitements fondés sur des données probantes.

Pronostic : en travaillant en collaboration avec Omar, le professionnel de santé vise à :

- Établir la confiance et les relations pour faciliter une communication ouverte sur ses convictions en matière de comportement raisonné en santé.

- Répondre à ses préoccupations concernant les effets secondaires et démystifier les idées fausses sur le diabète.

- Élaborer un plan de traitement qui intègre à la fois les préférences culturelles et les recommandations médicales fondées sur des preuves, incluant potentiellement à la fois l'insuline et certaines thérapies complémentaires, après avoir consulté les spécialistes concernés.

Ce cas met en évidence l'importance de considérer la psychologie des croyances en matière de santé, en particulier chez les patients issus de divers milieux culturels. En utilisant une communication culturellement sensible, en comprenant les représentations de la maladie et en collaborant avec les patients, les professionnels de santé peuvent créer un pont entre différentes perspectives médicales, favorisant ainsi de bon pronostics de santé pour tous.

2. Bibliographie

AMAD, A., & THOMAS, P. 2011. « *Histoire de la maladie mentale dans le Moyen-Orient médiéval* », *in Annales Médico-psychologiques, revue psychiatrique* (Vol. 169, No. 6, pp. 373-376). Elsevier Masson.

FISCHER, G. N., TARQUINIO, C., & DODELER, V. 2020. *Les bases de la psychologie de la santé : concepts, applications et perspectives*. Dunod.

LEVENTHAL, H., BRISSETTE, I., & LEVENTHAL, E. A. 2012. *"The common-sense model of self-regulation of health and illness", in The self-regulation of health and illness behaviour* (pp. 43-66). Routledge.

LUNDAHL, B., MOLENI, T., BURKE, B. L., BUTTERS, R., TOLLEFSON, D., BUTLER, C., & ROLLNICK, S. 2013. "Motivational interviewing in medical care settings: a systematic review and meta-analysis of randomized controlled trials", *Patient education and counseling*, 93(2), 157-168.

PEYLA, L., MARIE, D., VITALE, C., & DUDOIT, É. 2016. « Les croyances liées à la maladie ou à la mort, une question normative ? », *Évolutions sociales, innovations et politiques*, 217.

ROSENSTOCK, I. M. 1974. "Historical origins of the health belief model", *Health education monographs*, 2(4), 328-335.

3. Quiz

Choisissez la bonne réponse pour chaque question

1. Le modèle de croyance en matière de santé (HBM) propose que la probabilité qu'une personne adopte des comportements préventifs en matière de santé dépend de plusieurs facteurs. L'un de ces facteurs est :

(a) Leur formation et leur statut socio-économique.

(b) L'approche thérapeutique préférée de leur médecin.

(c) Leur sensibilité perçue à une maladie particulière.

(d) La disponibilité des dernières technologies médicales.

2. La gravité perçue, selon le HBM, fait référence à :

(a) La peur des aiguilles ou des procédures médicales.

(b) La compréhension qu'a une personne des conséquences potentielles d'une maladie.

(c) La croyance d'une personne dans l'efficacité d'un traitement particulier.

(d) Au nombre de visites chez le médecin dont une personne a besoin par an.

3. Le contexte culturel peut influencer les croyances en matière de santé en :

(a) Rendant les gens moins susceptibles de faire confiance aux professionnels de la santé.

(b) Façonnant la manière dont les individus perçoivent la maladie et les options de traitement.

(c) Amenant chacun à donner la priorité aux mêmes mesures de prévention en matière de santé.

(d) Eradiquant toute différence dans les représentations de la maladie parmi les patients.

4. L'entretien motivationnel (EM) est un outil précieux dans le domaine des soins de santé car il permet de :

(a) Explorer les croyances, les préoccupations et les motivations existantes d'un patient.

(b) Persuader les patients d'accepter le plan de traitement préféré du médecin.

(c) Faire en sorte que les patients se sentent coupables de comportements malsains.

(d) Se concentrer uniquement sur l'expertise et les recommandations du médecin.

5.Quel est le principal avantage de considérer la psychologie des croyances en matière de santé des patients :

(a) Il permet aux professionnels de santé de prescrire des médicaments plus efficacement.

(b) Il promeut une approche universelle des plans de traitement.

(c) Il facilite les soins centrés sur le patient et la prise de décision éclairée.

(d) Cela permet aux médecins de juger de la validité des croyances culturelles d'un patient.

FICHE 15 – LA PROMOTION DE LA SANTÉ

Il est admis que la promotion de la santé transcende la simple absence de maladie, en se basant sur une approche holistique qui permet aux individus et aux communautés de s'épanouir et d'améliorer leur qualité de vie (Sandrin, 2013). Cette fiche expliquera les différentes stratégies de promotion de la santé tout en explorant les approches multidimensionnelles qui cultivent le bien-être physique, mental et social.

Tout d'abord, la Charte d'Ottawa pour la promotion de la santé (Organisation Mondiale de la Santé, OMS, 1986) sert de cadre fondamental en identifiant cinq domaines d'action clés :

- L'élaboration d'une politique publique saine qui implique l'adoption de politiques qui encouragent des choix sains, telles que des réglementations sur l'étiquetage des aliments, des restrictions sur le tabac et la promotion de l'accès aux espaces verts.

- La création des environnements favorables qui se concentre sur la création d'environnements accessibles et attrayants. Les exemples incluent la promotion de l'activité physique grâce à des sentiers pédestres et des pistes cyclables sécurisés, ou l'encouragement d'une alimentation saine grâce aux jardins communautaires et aux marchés de producteurs.

- Le renforcement de l'action communautaire qui permet aux communautés d'identifier et de répondre à leurs problèmes de santé spécifiques. Les jardins communautaires, les foires de la santé et les ateliers éducatifs sont tous des exemples d'initiatives communautaires.

- Le développement des compétences personnelles qui permet aux individus d'acquérir les connaissances et les compétences nécessaires pour prendre des décisions éclairées et raisonnées concernant leur santé. Les programmes éducatifs sur la nutrition, la gestion du stress et la prévention de la toxicomanie entrent dans cette catégorie.

- La réorientation des services de santé qui déplace l'attention du seul traitement de la maladie vers sa prévention en se basant sur des dépistages préventifs, des stratégies d'intervention précoce et la promotion de l'éducation des patients et des compétences d'autogestion.

Au-delà de ces domaines fondamentaux, plusieurs stratégies fondées sur des données probantes contribuent à la promotion de la santé communautaire. Il a été démontré que les réseaux de soutien social jouent un rôle crucial dans le bien-être, en atténuant le stress et en promouvant des comportements sains. La promotion de la santé mentale est également essentielle, car le bien-être mental a un impact significatif sur la santé globale et la qualité de vie (OMS, 2010).

D'une part, les progrès technologiques offrent des outils prometteurs via les appareils portables et les applications pour smartphones qui peuvent promouvoir l'activité physique, de bonnes habitudes alimentaires et l'hygiène du sommeil (Dugravier et al., 2009). Egalement, la télésanté et les ressources en ligne peuvent accroître l'accès aux services d'éducation sanitaire et de soins préventifs, en particulier dans les communautés mal desservies.

Toutefois, des défis demeurent en ce qui concerne les déterminants sociaux de la santé, tels que la pauvreté, le niveau d'éducation et l'accès aux soins de santé qui influencent considérablement les états de santé des individus. Les stratégies efficaces de promotion de la santé doivent remédier à ces inégalités pour garantir que chacun ait la possibilité de s'épanouir (Paes et al., 2005 ; Kastler,2011)

Grosso modo, la promotion de santé est une action à multiples facettes qui impliquent la mise en œuvre des stratégies fondées sur des données probantes, en favorisant des environnements sains et en responsabilisant les individus ainsi que les communautés. Une telle action permettra de cultiver une société où le bien-être n'est pas un privilège, mais une réalité partagée.

Grâce à des efforts collaboratifs portant non seulement sur la santé physique, mais également sur les déterminants sociaux et le bien-être mental, nous pouvons bâtir un monde où la santé s'épanouit véritablement et équitablement.

1. Vignette clinique

Une famille arabe traditionnelle immigrante en Europe, composée de parents, de deux jeunes enfants et d'une fille adulte (Aisha). Cette dernière a récemment rentrée chez ses parents après un divorce stressant. Aisha ressent des sentiments d'isolement et de désespoir. La famille a du mal à comprendre et à répondre à ses besoins en matière de santé mentale.

Diagnostic : Aisha présente probablement des symptômes de dépression après son divorce. La stigmatisation entourant la santé mentale dans le contexte familial et culturel crée un obstacle supplémentaire à la recherche d'aide.

Intervention : l'approche thérapeutique respecte l'importance de la famille dans la culture arabe. La thérapie familiale peut permettre à la famille de soutenir Aisha d'une manière culturellement appropriée. De plus, l'exploration de mécanismes d'adaptation culturellement pertinents, tels que les pratiques de pleine conscience ou les rituels religieux, peut être bénéfique. Une approche à plusieurs volets est nécessaire, abordant à la fois la santé mentale d'Aisha et la compréhension de la famille en veillant à mettre en place :

- Une thérapie individuelle pour permettre à Aisha d'être en contact avec un thérapeute culturellement compétent qui comprend les valeurs culturelles arabes et peut fournir un soutien confidentiel. La thérapie cognitivo-comportementale (TCC) peut être utile pour gérer les pensées négatives et faire face à la dépression.

- Des séances de psychoéducation pour la famille en l'éduquant sur la dépression, ses symptômes et l'importance de demander l'aide d'un professionnel.

- Une thérapie familiale voire écosystémique pour faciliter la communication, développer l'empathie au sein de la famille et explorer des moyens culturellement appropriés de soutenir Aisha. Des techniques telles que la thérapie narrative peut être utiles pour recadrer la situation et favoriser un sentiment de compréhension partagée.

- Les groupes de soutien culturellement adaptés pour les personnes confrontées à des expériences similaires. Se connecter avec d'autres personnes qui partagent son passé peut donner à Aisha un sentiment d'appartenance et réduire le sentiment d'isolement.

Pronostic : en mettant en œuvre ces stratégies, l'objectif est de :

- Réduire les symptômes de dépression d'Aisha et améliorer son bien-être mental.

- Améliorer la compréhension de la famille sur la santé mentale et réduire la stigmatisation.

- Équiper la famille d'outils pour soutenir le parcours de rétablissement d'Aisha.

- Favoriser une communication ouverte et un environnement favorable au sein de la famille.

Ce cas met en évidence les défis liés à la santé mentale dans un contexte culturel. En ayant recours à des interventions adaptées à la culture, en promouvant les connaissances en matière de santé mentale et en favorisant le soutien familial, les professionnels de santé peuvent jouer un rôle crucial dans la promotion du bien-être mental des personnes issues de divers horizons culturels et linguistiques.

2. Bibliographie

DUGRAVIER, R., LEGGE, A., & MILLIEX, M. 2009. « Les bases du développement de la psychologie communautaire en Europe », *Pratiques psychologiques*, 15(1), 39-47.

KASTLER, F. 2011. « *10. La santé mentale en Afrique : un défi oublié ou une réponse institutionnelle inadaptée ?* », *in Santé internationale* (pp. 169-177). Presses de Sciences Po.

ORGANISATION MONDIALE DE LA SANTE. 1986. *Charte d'Ottawa pour la promotion de la santé*. Organisation mondiale de la santé, Santé et Bien-être social Canada et Association canadienne de santé publique.

ORGANISATION MONDIALE DE LA SANTE. 2010. *Promotion de la santé et modes de vie sains*. Genève

PAES, M., TOUFIQ, J., OUANASS, A., & EL OMARI, F. 2005. « La psychiatrie au Maroc », *L'information psychiatrique*, 81(5), 471-480.

SANDRIN, B. 2013. « Éducation thérapeutique et promotion de la santé : quelle démarche éducative ? », *Santé publique*, 2(HS2), 125-135.

3. Quiz

Choisissez la bonne réponse pour chaque question

1. La Charte d'Ottawa pour la promotion de la santé identifie un domaine d'action clé appelé « élaborer une politique publique saine ». Cela pourrait :

(a) Encourager les professionnels de santé à se spécialiser dans des conditions spécifiques.

(b) Mettre en œuvre des réglementations sur l'étiquetage des produits alimentaires et promouvoir l'accès à des aliments sains.

(c) Offrir des incitations financières aux sociétés pharmaceutiques pour qu'elles développent de nouveaux médicaments.

(d) Limiter la disponibilité des services de santé mentale pour réduire les coûts.

2. Renforcer l'action communautaire en matière de promotion de la santé implique :

(a) La sensibilisation au comportements sains que les communautés doivent adopter.

(b) Le renforcement des communautés avec les moyens permettant d'identifier et de répondre à leurs propres problèmes de santé.

(c) La responsabilité individuelle en matière de santé.

(d) La priorité aux mandats gouvernementaux en faveur de comportements sains.

3. Il a été démontré que les réseaux de soutien social jouent un rôle important dans la promotion de la santé car ils :

(a) Protègent contre le stress.

(b) Augmentent l'exposition d'une personne aux germes et aux maladies potentielles

(c) Conduisent à une pression accrue pour se conformer à des habitudes malsaines.

(d) Créent un sentiment de compétition et de pression pour surpasser les autres.

4. Un défi en matière de promotion de la santé est le suivant :

(a) L'abondance d'informations facilement disponibles sur un mode de vie sain.

(b) Le manque de stratégies efficaces pour promouvoir des comportements sains.

(c) L'importance croissante accordée aux soins de santé préventifs.

(d) S'attaquer aux déterminants sociaux de la santé, comme la pauvreté et l'éducation.

5. Les programmes de promotion de la santé adaptés à la culture devraient :

(a) Promouvoir une approche universelle des comportements sains.

(b) Tenir compte des valeurs et pratiques culturelles uniques d'une communauté.

(c) Ignorer les croyances traditionnelles et se concentrer uniquement sur la médecine occidentale.

(d) Supposer que tout le monde a le même accès aux ressources et aux services de santé.

FICHE 16 – LA PSYCHOLOGIE DE LA MÉDECINE TRADITIONNELLE

La médecine traditionnelle englobe une panoplie de pratiques ancestrales, existant depuis des millénaires et offrant des voies de guérison alternatives à la médecine moderne et conventionnelle (Dozon, 1987). Cette fiche explore les aspects psychologiques derrière le recours à la médecine traditionnelle et permet de décrire les relations complexes des systèmes de croyance, des contextes culturels et de l'effet placebo qui contribuent à son efficacité perçue chez ses adeptes.

De prime à bord, la croyance joue un rôle central en médecine traditionnelle. Les patients ont souvent de fortes convictions quant à l'efficacité de ces pratiques, transmises de génération en génération ou profondément ancrées dans leur identité culturelle et leur inconscient collectif. Ce système de croyance peut déclencher un effet placebo dont la libération d'opioïdes endogènes, des neuropeptides ayant des effets analgésiques et améliorant l'humeur, contribuant ainsi à une amélioration perçue des symptômes (Klafke et al., 2012).

D'une part, la nature rituelle de la médecine traditionnelle joue également un rôle important comme depuis les préparations à base de plantes en phytothérapie jusqu'aux chants, incantations religieuses et rituels spécifiques, créent un sentiment d'autocontrôle et d'action pour le patient. Cela leur permet également de participer activement à leur processus de guérison et favorise un sentiment d'espoir à l'échelle individuelle et communautaire (Leduc, 1986).

D'autre part, le contexte culturel est un autre aspect crucial en médecine traditionnelle qui est souvent étroitement liée aux croyances religieuses et aux coutumes sociales (Bennani, 2010). Il fournit un cadre familier pour comprendre la maladie et offre un sentiment d'appartenance et de soutien communautaire, qui peuvent être cruciaux pour le bien-être émotionnel (Aaddouni,

2003). De plus, l'effet placebo est un phénomène puissant dont la croyance en l'efficacité du traitement, combinée aux interactions empathiques avec les guérisseurs traditionnels, peut déclencher des changements physiologiques qui atténuent les symptômes. Cela met en évidence la connexion psycho-corporelle, parapsychologique et le potentiel d'attraction ainsi que l'exploitation du pouvoir de la croyance pour la guérison (Belhadj, 2017).

Cependant, plusieurs barrières pourraient limiter la reconnaissance des pratiques en médecine traditionnelle qui peuvent ne pas être fondées sur des données probantes, ainsi que le manque de standardisation entraînant des incohérences dans la prestation des traitements et des risques potentiels pour la santé. Pour contourner ces limites, l'une des solutions les plus pratiques et pragmatiques consiste à créer une synergie entre la médecine traditionnelle et moderne. De ce fait, recourir à des pratiques fondées sur des données probantes associées avec des approches traditionnelles culturellement appropriées peut créer une expérience de guérison holistique et centrée sur le patient. Ainsi il est important de développer des recherches collaboratives explorant l'efficacité de pratiques traditionnelles spécifiques qui peuvent combler le fossé et générer des informations précieuses pour les deux systèmes (von Schoen-Angerer et al., 2023).

En guise de conclusion, la psychologie du patient utilisant la médecine traditionnelle offre un aperçu fascinant de la relation complexe entre l'esprit, le corps et les croyances d'ordre culturelles et mystiques. Il est important de comprendre le pouvoir de la croyance, l'importance des rituels et l'influence du contexte culturel ce qui permet d'apprécier les bienfaits potentiels de « la médecine traditionnelle » ressentis en tant qu'effet placebo par la majorité des patients. C'est en favorisant la collaboration et la recherche scientifique que nous pouvons créer une approche plus holistique des soins de santé, qui respecte la tradition et les recettes des grands-mères tout en adoptant les progrès de la médecine moderne.

1. Vignette clinique

Laila est une femme âgée de 35 ans qui présente des symptômes d'anxiété et de dépression. Elle éprouve de la fatigue, des difficultés à dormir et un sentiment de désespoir depuis plusieurs mois. Laila hésite à prendre des médicaments, préférant recourir aux remèdes à base de plantes et aux visites chez un « Raki » (guérisseur traditionnel utilisant l'exorcisme via les versets coraniques).

Motif de consultation : Laila se sent déconnectée de la médecine conventionnelle et croit fermement en l'efficacité des pratiques de guérison traditionnelles. Cependant, ses symptômes persistent, entraînant des sentiments de frustration, d'impuissance et de découragement.

Diagnostic : les antécédents socio-culturels de Laila façonnent ses convictions à propos de sa santé mentale et les options de traitement. Sa préférence pour la médecine traditionnelle reflète son aisance avec les pratiques familières et une potentielle méfiance à l'égard de la médecine occidentale.

Intervention : dans ce cadre, il est souhaitable de comprendre les croyances culturelles de Laila et les effets psychologiques de la médecine traditionnelle sur sa santé mentale. Une approche culturellement sensible qui intègre la médecine traditionnelle et moderne est nécessaire en mettant en place :

- Une communication culturellement sensible qui utilise une approche empathique et respectueuse, en reconnaissant les croyances et les préoccupations existantes de Laila.
- Une éducation thérapeutique qui fournira des informations sur les options de traitement fondées sur des données probantes pour l'anxiété et la dépression, en mettant l'accent sur les avantages potentiels des médicaments et de la thérapie.
- Une discussion sur les pratiques traditionnelles qui explore les pratiques traditionnelles spécifiques utilisées

par Laila et leurs avantages potentiels, tels que la réduction du stress ou le soutien social.

- Une approche collaborative avec la possibilité d'intégrer des éléments de la médecine traditionnelle à des traitements fondés sur des données probantes (le cas échéant avec la consultation du guérisseur traditionnel).

Pronostics : en travaillant en collaboration avec Laila, le professionnel de santé vise à :

- Etablir des relations de confiance pour faciliter une communication ouverte sur ses problèmes de santé mentale.
- Explorer les limites de la médecine traditionnelle pour sa condition spécifique.
- Offrir une combinaison de traitements fondés sur des données probantes et de systèmes de soutien culturellement adaptés.
- Donner à Laila les moyens de prendre des décisions éclairées concernant ses soins de santé mentale.

Ce cas met en évidence l'interaction complexe entre la médecine traditionnelle et la santé mentale. En faisant preuve de sensibilité culturelle, en comprenant les effets psychologiques de ces pratiques et en favorisant la collaboration avec les « tradi-thérapeutes », les professionnels de santé peuvent aider des patients comme Laila à trouver la voie vers un traitement efficace en santé mentale.

2. Bibliographie

AADDOUNI, H. E. 2003. « Stérilité au féminin : enjeux du corps, enjeux de la mémoire !". Face à face », *Regards sur la santé*, (5).

BELHADJ, M. 2017. « Croyances et médecine traditionnelle en Afrique du Nord », *Médecine des maladies Métaboliques*, 11(2), 175-181.

BENNANI, J. 2010. « Psychanalyser au Maroc », *Topique*, (1), 7-21.

DOZON, J. P. 1987. « Ce que valoriser la médecine traditionnelle veut dire », *Politique africaine*, 28(1), 9-20.

KLAFKE, N., ELIOTT, J. A., WITTERT, G. A., & OLVER, I. N. 2012. "Prevalence and predictors of complementary and alternative medicine (CAM) use by men in Australian cancer outpatient services", *Annals of Oncology*, 23(6), 1571-1578.

LEDUC, F. 1986. « Les médecines douces : alternatives ou compléments à la médecine traditionnelle », *Santé mentale au Québec*, 11(2), 160-174.

VON SCHOEN-ANGERER, T., MANCHANDA, R. K., LLOYD, I., WARDLE, J., SZÖKE, J., BENEVIDES, I., ... & LIU, J. 2023. "Traditional, complementary and integrative healthcare: global stakeholder perspective on WHO's current and future strategy", *BMJ global health*, 8(12), e013150.

3. Quiz

Choisissez la bonne réponse pour chaque question

1. Le système de croyances entourant la médecine traditionnelle peut contribuer à l'amélioration perçue des symptômes grâce à la libération de :

(a) Opioïdes endogènes.

(b) Antibiotiques

(c) Antihistaminiques

(d) Analgésiques

2. La nature rituelle de la médecine traditionnelle peut bénéficier aux patients :

(a) Une augmentation de leur dépendance à l'égard du guérisseur traditionnel.

(b) Un sentiment de contrôle et d'action dans leur processus de guérison.

(c) A se sentir dépassés et confus quant à leur traitement.

(d) A se détourner de la gravité de leur maladie.

3. Le contexte culturel est crucial pour comprendre la psychologie de la médecine traditionnelle en :

(a) Se concentrant uniquement sur les remèdes à base de plantes et en ignorant le bien-être.

(b) Reliant ces pratiques aux croyances religieuses et aux coutumes sociales.

(c) Décourageant les patients de rechercher une aide médicale professionnelle.

(d) Éliminant tout bénéfice potentiel de l'effet placebo.

4. Une des limites potentielles de la médecine traditionnelle pour la santé mentale est :

(a) Le manque de standardisation dans la prestation des traitements.

(b) L'accent mis sur la création d'un environnement communautaire favorable

(c) L'accent mis sur l'utilisation d'ingrédients naturels pour éviter les effets secondaires.

(d) L'accent mis sur une communication ouverte avec le guérisseur.

5. Lorsqu'un patient exprime une préférence pour la médecine traditionnelle pour des problèmes de santé mentale, un professionnel de la santé doit :

(a) Les décourager à utiliser les pratiques traditionnelles et se concentrer uniquement sur les médicaments.

(b) Insister sur les limites de la médecine traditionnelle et donner la priorité à la médecine occidentale.

(c) Utiliser une approche culturellement sensible et explorer les avantages potentiels des deux.

(d) Supposer que toutes les pratiques traditionnelles sont nuisibles et décourager complètement leur utilisation.

FICHE 17 – LES INÉGALITÉS EN SOINS DE SANTÉ

La santé constitue un droit humain fondamental qui ne devrait pas être réservé à quelques privilégiés de la société. Pourtant, la réalité et le travail sur le terrain révèlent un monde marqué par les inégalités en matière d'accès aux soins de santé, impactée à la fois par les déterminants sociaux, les disparités économiques et les préjugés systémiques. Cette fiche approfondit les dessous de cette injustice, explorant les causes profondes et les solutions potentielles pour un système sanitaire plus équitable.

Tout d'abord, les déterminants sociaux de la santé englobant les facteurs sociaux et économiques sont au cœur de cette inégalité en influençant les soins en matière de santé. Des facteurs tels que le revenu socio-économique, le niveau d'éducation, l'accès à un logement et à des soins de santé de qualité ainsi que les conditions environnementales jouent tous un rôle important dans ce processus (Lombrail, 2007). Les personnes vivant dans la pauvreté et la précarité ont souvent un accès limité à des choix alimentaires sains, à des quartiers sécurisés et à des services de santé préventifs. Ces disparités se traduisent par des taux plus élevés de maladies chroniques, une espérance de vie plus courte et une faible qualité de vie.

D'une part, la race et l'origine ethnique jouent également un rôle important dans la systématisation des soins de santés. Ainsi, les préjugés systémiques historiques et persistants au sein des systèmes de santé créent des obstacles à l'accès des minorités raciales et ethniques. Ces communautés peuvent être confrontées à des préjugés implicites, à une insensibilité culturelle et à une répartition inégale des ressources, conduisant à une prévalence importante des maladies (Carel et Kidd, 2014). D'autre part, la stigmatisation sociale joue également un rôle prépondérant en créant des problèmes de santé chroniques qui sont parfois associés à des stéréotypes négatifs, conduisant à l'isolement social et à la discrimination. Cela peut avoir un impact néfaste sur la santé mentale en marginalisant davantage les individus et les communautés déjà aux prises avec des disparités en matière de santé (Schmieder et al., 2023).

Il est à noter que les disparités en matière de santé mentale reflètent des conditions de vie difficiles des communautés marginalisées connaissant des taux plus élevés de dépression, d'anxiété, de délinquance et de toxicomanie. Ces inégalités créent un cercle vicieux, dans la mesure où une vulnérabilité de l'état de santé peut limiter les opportunités éducatives et économiques, perpétuant ainsi le cycle du désavantage socio-économique (Hui et al., 2021). En outre, l'injustice en matière de santé peut éroder l'auto-efficacité, c'est-à-dire la croyance en sa capacité à contrôler sa santé et son bien-être. L'expérience d'un contrôle limité sur symptômes en matière de santé en raison d'iniquités systémiques peut conduire à des sentiments d'impuissance, de désespoir et à une diminution de l'estime de soi (Levy et Sidel, 2013). Cette perte du locus de contrôle peut exacerber davantage les problèmes de santé mentale préexistants et empêcher l'adoption de comportements sains voire proactifs.

La remédiation à cette injustice nécessite une approche multidisciplinaire sur plusieurs fronts. Les investissements dans les programmes sociaux, le logement abordable et l'éducation de la petite enfance sont essentiels pour créer les bases d'une meilleure santé pour toutes les communautés. L'adoption de politiques favorisant l'accès à une alimentation saine et équilibrée, des environnements sécurisés et des salaires décents contribue également à créer des conditions de vie plus équitables. Parallèlement, les individus et les communautés développent eux-mêmes des mécanismes d'adaptation pour faire face au fardeau psychologique de l'injustice en matière de santé. Ceux-ci peuvent inclure des réseaux de soutien social, la pratique religieuse ou des pratiques socio-culturelles qui procurent du confort et un sentiment d'appartenance (Giddings, 2005). En outre, les initiatives d'autonomisation des communautés peuvent cultiver un sentiment d'action collective et promouvoir des mesures visant à s'attaquer aux causes profondes de l'injustice en matière de santé.

D'une part, les systèmes de santé doivent également se transformer en mettant en place des soins culturellement compétents, une formation implicite sur les préjugés pour les professionnels de santé et un accès accru aux services de soins préventifs dans les communautés mal desservies. En outre, les efforts de recherche doivent se diversifier pour mieux comprendre les problèmes de santé spécifiques des populations marginalisées et adapter des interventions pragmatiques et durables.

D'autre part, la technologie peut être un outil facilitateur dans le recours aux services de télésanté qui peuvent surmonter les obstacles géographiques aux soins, ainsi les applications de santé mobiles (mobile health ou mhealth) peuvent permettre aux individus de gérer leur santé plus efficacement. Cependant, la fracture numérique « digital divide » doit être comblée pour garantir un accès équitable à ces avancées aussi bien en Afrique qu'en Asie (Jacob et al., 2020).

En conclusion, il est admis que le chemin vers l'équité en santé est long, laborieux voire sinueux. Cependant, en reconnaissant les injustices liées aux inégalités en matière de santé ainsi que l'impact des déterminants sociaux, ce qui permettra de mobiliser nos efforts pour un monde où la santé est véritablement un droit dont tous peuvent jouir. Abattre les murs des inégalités soignera non seulement les plaies en matière d'accès aux soins de santé, mais favorisera également une promotion du bien-être communautaire ainsi qu'une société plus juste et plus équitable pour tous en capitalisant sur la littératie, l'autonomisation communautaire et l'éducation des marginalisés.

1. Vignette clinique

Omar est un ouvrier migrant âgé de 42 ans vivant en banlieue parisienne et qui souffre d'un cancer du pancréas. Il exprime des sentiments de frustration et de désespoir face à son état de santé.

Il travaille de longues heures dans un travail physiquement exigeant, sans assurance maladie. Il estime que son anglais limité et ses différences culturelles créent des obstacles à l'accès à des soins de santé de qualité.

Motif de consultation : la santé mentale d'Omar est impactée par le fardeau psychologique associé à l'injustice en matière de santé. Il éprouve du stress, de l'anxiété et ressent une perte de contrôle sur sa santé. Les barrières linguistiques et culturelles exacerbent encore ses frustrations.

Diagnostic : le statut socio-économique d'Omar, le manque d'assurance maladie et les barrières linguistiques sont tous des déterminants sociaux de la santé qui contribuent à ses inégalités en matière de santé. Ces facteurs entraînent un stress chronique, un sentiment d'impuissance et une diminution du sentiment d'efficacité personnelle.

Intervention : il est crucial de réduire l'impact psychologique de l'injustice pour favoriser le bien-être général d'Omar. Dans ce sens, une approche à plusieurs axes s'attaquant à la fois à la santé physique d'Omar et aux conséquences psychologiques de l'injustice en matière de santé est nécessaire en adoptant :

- La gestion du cancer en élaborant un plan de traitement du cancer culturellement approprié en tenant compte de l'horaire de travail et des limites financières d'Omar.
- Le soutien en termes de santé mentale en connectant Omar à des services de santé mentale qui offrent des soins culturellement compétents en arabe. La thérapie cognitivo-comportementale (TCC) peut être utile pour gérer le stress et promouvoir les capacités d'adaptation.
- Les ressources communautaires et locales pour les personnes arabophones, telles que les cliniques communautaires ou les groupes de soutien spécifiquement pour ceux qui souffrent de maladies chroniques.
- L'assistance linguistique avec la possibilité de fournir un traducteur ou un interprète lors des rendez-vous

médicaux pour faciliter une meilleure communication et compréhension.

Pronostic : l'approche thérapeutique devrait respecter les valeurs culturelles et les pratiques alimentaires. La prise en charge de la langue arabe garantit une communication claire et réduit le sentiment d'isolement au sein du système de santé. En mettant en œuvre ces stratégies, l'objectif est de :

- Améliorer le traitement du cancer et la santé physique globale d'Omar.
- Promouvoir les mécanismes d'adaptation pour gérer le stress et l'anxiété.
- Favoriser un sentiment d'autonomisation et d'auto-efficacité personnelle concernant sa santé.
- Capitaliser sur les ressources et les systèmes de soutien au sein de sa communauté.

Ce cas met en évidence les conséquences psychologiques des inégalités en matière de santé sur la santé mentale. En s'attaquant aux déterminants sociaux de la santé, en fournissant des soins culturellement adaptés et en favorisant l'éco-résilience, les professionnels de santé peuvent permettre aux patients comme Omar de relever les défis de l'injustice en matière de santé, d'atteindre un meilleur état de bien-être globale et d'insertion socio-professionnelle dans les pays d'accueil.

2. Bibliographie

CAREL, H., & KIDD, I. J. 2014. "Epistemic injustice in healthcare: a philosophial analysis", *Medicine, Health Care and Philosophy*, 17, 529-540.

GIDDINGS, L. S. 2005. "Health disparities, social injustice, and the culture of nursing", *Nursing Research*, 54(5), 304-312.

HUI, A., RENNICK-EGGLESTONE, S., FRANKLIN, D., WALCOTT, R., LLEWELLYN-BEARDSLEY, J., NG, F., ... & SLADE, M. 2021. "Institutional injustice: Implications for system transformation emerging from the mental health recovery narratives of people experiencing marginalization", *Plos one*, 16(4), e0250367.

JACOB, C., SANCHEZ-VAZQUEZ, A., & IVORY, C. 2020. "Social, organizational, and technological factors impacting clinicians' adoption of mobile health tools: systematic literature review", *JMIR mHealth and uHealth*, 8(2), e15935.

LEVY, B. S., & SIDEL, V. W. (Eds.). 2013. *Social injustice and public health*. Oxford University Press, USA.

LOMBRAIL, P. 2007. « Inégalités de santé et d'accès secondaire aux soins », *Revue d'épidémiologie et de santé publique*, 55(1), 23-30.

SCHMIEDER, L., GAYNOR, K., LYNCH, J., & D'ALTON, P. 2023. "Perceived injustice and its impact on psychological distress in cancer patients and survivors", *Supportive Care in Cancer*, 31(7), 433.

3. Quiz

Choisissez la bonne réponse pour chaque question.

1. Le stress chronique est un effet psychologique important de l'injustice en matière de santé car il peut :

(a) Augmenter la motivation et l'auto-efficacité.

(b) Altérer la fonction cognitive et perturber les habitudes de sommeil.

(c) Améliorer le sentiment de contrôle sur sa propre santé.

(d) Améliorer les pronostics globaux des personnes confrontées à des inégalités en matière de santé.

2. L'injustice en matière de santé peut éroder l'auto-efficacité, c'est-à-dire :

(a) La confiance d'une personne dans le système de santé.

(b) La croyance en sa capacité à contrôler sa propre santé.

(c) La peur de développer des problèmes de santé chroniques.

(d) La tendance à se rejeter la responsabilité des problèmes de santé.

3. La stigmatisation sociale associée aux problèmes de santé chroniques, dans le contexte d'injustice en matière de santé, peut conduire à :

(a) Soutien social et un sentiment d'appartenance accrus.

(b) Une plus grande acceptation de soi et une meilleure estime de soi.

(c) L'isolement social et le sentiment de discrimination.

(d) La motivation accrue à adopter des comportements sains.

4. L'une des stratégies visant à promouvoir le bien-être psychologique des patients arabes confrontés à une injustice en matière de santé comprend :

(a) Des services de santé mentale offerts uniquement en anglais.

(b) Des soins culturellement compétents et éventuellement impliquant un traducteur.

(c) La responsabilité de l'individu dans la lutte contre les déterminants sociaux de la santé.

(d) La recherche du soutien de leur communauté ou de leurs institutions religieuses.

5.Quel est le but ultime de lutter contre les effets psychologiques de l'injustice en matière de santé sur les patients arabes dans les pays d'accueils :

(a) Leur donner les moyens de relever les défis des inégalités en matière de santé et d'améliorer leur bien-être.

(b) Attribuer la responsabilité des disparités existantes à des prestataires de soins de santé spécifiques.

(c) Les convaincre de s'assimiler entièrement à la culture dominante.

(d) Les décourager de recourir purement et simplement aux services de santé.

FICHE 18 – LES MODÈLES PSYCHO-AFFECTIFS EN SOINS DE SANTÉ

La relation soignant-soigné dépasse le simple échange d'informations médicales et le recueil anamnestique de l'histoire de la maladie. Il s'agit d'une interaction mitigée impliquant un ensemble d'émotions, d'attentes et de dynamiques inconscientes (Nef et al., 2012). Ainsi, cette fiche présente le modèle de soin psycho-émotionnel qui met en lumière ces dynamiques, en particulier les concepts de transfert et de contre-transfert et qui influencent de manière significative l'alliance thérapeutique et, in fine, les pronostics du traitement.

D'une part, le transfert fait référence à la redirection inconsciente des émotions, des attitudes et des expériences d'une figure importante du passé d'un patient vers le médecin (Nef et al., 2012). Les patients peuvent projeter des sentiments positifs de confiance, d'admiration ou même d'idéalisation sur le médecin, à la recherche d'une figure réconfortante ou protectrice. À l'inverse, des expériences négatives avec d'anciens soignants peuvent entraîner des sentiments de méfiance, de colère ou de frustration à l'égard du médecin approché par le patient en détresse. (Perroud,2002)

D'autre part, le contre-transfert se produit chez le médecin qui n'est pas à l'abri des réponses émotionnelles vis-à-vis la souffrance du patient. Le contre-transfert fait référence aux réactions émotionnelles inconscientes du médecin face aux pensées, sentiments et comportements du patient. Ces réactions peuvent être positives, comme l'empathie et un véritable désir d'aider. Cependant, le contre-transfert peut aussi se manifester négativement par une irritation, une frustration, voire une contre-dépendance, entravant l'alliance thérapeutique (Boureau, 2009 ; Villani et al., 2013).

Il est crucial de garder la neutralité bienfaisante ainsi que de reconnaitre la signification du transfert et du contre-transfert dans la relation thérapeutique (Bouckenaere, 2007) qui implique :

- L'appréhension du transfert : le transfert permet donc au soignant d'interpréter plus efficacement la communication et le comportement du patient. Cela peut fournir des informations précieuses sur les expériences passées et les besoins émotionnels du patient.
- La gestion du contre-transfert : les soignants doivent être conscients de leurs propres réponses émotionnelles et de la manière dont elles peuvent influencer leurs interactions avec les patients. Des techniques telles que la conscience de soi, la supervision et la thérapie personnelle peuvent aider à gérer le contre-transfert et à maintenir les limites professionnelles.
- La construction d'une alliance thérapeutique : en reconnaissant le transfert et le contre-transfert, les médecins peuvent favoriser une alliance thérapeutique sûre, empathique, efficace et confiante. Ainsi, ce lien est crucial pour promouvoir une communication ouverte, une observance réussie du traitement et, en fin de compte, la guérison du patient.

Cependant, une multitude de défis peuvent freiner cette alliance thérapeutique. De ce fait, la gestion du transfert et du contre-transfert nécessite un maintien des limites professionnelles claires et une conduite éthique y compris une prise de conscience du contexte culturel à travers la compréhension des nuances, des normes et les attentes culturelles qui peuvent influencer la façon dont les patients expriment leurs émotions et interagissent avec les professionnels de santé (Ranque et Nardon,2017). De plus, la dynamique du pouvoir médical classique de type patriarcal induit un déséquilibre de pouvoir inhérent à la relation médecin-patient qui peut exacerber le transfert et rendre difficile sa résolution. Les médecins doivent s'efforcer de créer un environnement collaboratif et responsabilisant dans le cadre d'une approche délibérative et empathique.

Il s'avère donc que le modèle de soins psycho-émotionnels met en évidence l'importance de des processus émotionnels sous-jacents et des mécanismes inconscients qui régissent la relation médecin-patient. En comprenant le transfert et le contre-transfert, les professionnels de santé peuvent naviguer efficacement dans ces dynamiques et favoriser une alliance thérapeutique propice à la guérison et à des pronostics favorables dans le cadre d'une approche centrée sur le malade dans son contexte biopsychosocial (Stein, 2023).

1. Vignette clinique

Lina est une jeune femme âgée de 30 ans, ayant des maux de tête chroniques qui impactent considérablement sa vie quotidienne. Les évaluations médicales ne révèlent aucune cause physique sous-jacente à sa douleur.

Histoire de la maladie : Lina se sent stressée et anxieuse en raison des pressions professionnelles et d'un récent conflit familial. Elle dort mal et évite toute activité physique par crainte d'aggraver ses maux. Elle exprime son mécontentement à l'égard des médecins précédents et ses difficultés à trouver un soulagement. Lina partage volontiers des détails personnels sur sa vie et semble trop attachée à son médecin Dr Ahmed, recherchant des rendez-vous fréquents et du réconfort psycho-affectif.

Point de vue du médecin : Dr Ahmed est un jeune médecin empathique qui ressent un sentiment mitigé pour « soigner » la douleur de Lina. Il se retrouve à passer plus de temps avec elle lors des rendez-vous, ce qui commence à affecter son emploi du temps. Il éprouve également un sentiment de frustration lorsque Lina annule des rendez-vous à la dernière minute.

Diagnostic : ce cas illustre le transfert et le contre-transfert en jeu dans la relation médecin-patient. Les rendez-vous fréquents de Lina et son investissement émotionnel envers Dr Ahmed suggèrent un transfert positif potentiel. Elle projette peut-être sur lui un sentiment d'espoir et de confiance, recherchant un médecin qui écoute et comprend vraiment sa douleur. De l'autre côté, les sentiments de pression du Dr Ahmed et sa frustration face aux annulations de rendez-vous pourraient être des signes de contre-transfert négatif. Son désir d'aider Lina pourrait obscurcir son jugement médical et avoir un impact sur sa capacité à maintenir ses limites professionnelles.

Intervention thérapeutique :

- Aborder le transfert : Dr Ahmed peut reconnaître la confiance de Lina en lui tout en fixant rationnellement des limites et en expliquant les contraintes des rendez-vous sur son agenda professionnel. Il peut explorer les raisons de ses rendez-vous fréquents et l'encourager à développer des mécanismes d'adaptation pour gérer sa douleur en dehors des visites chez le médecin.
- Gérer le contre-transfert : Dr Ahmed peut discuter de sa propre expérience avec un superviseur ou un thérapeute. Cette introspection peut l'aider à gérer ses propres émotions et à maintenir une approche professionnelle à l'égard des soins prodigués à Lina.
- Construire une alliance collaborative : en encourageant une communication ouverte et en impliquant Lina dans les décisions de traitement, Dr Ahmed peut favoriser une alliance thérapeutique plus collaborative.

Pronostic : cette approche met l'accent sur la reconnaissance mutuelle de l'investissement émotionnel de Lina dans sa relation avec le médecin d'une part et de la réponse émotionnelle du Dr Ahmed au comportement de Lina d'autre part en :

- Développant un sentiment d'autonomie dans la gestion de sa douleur.
- Maintenant les limites professionnelles tout en faisant preuve d'empathie et de souci du bien-être de Lina.

- Etablissant une relation médecin-patient plus solide et facilitant une communication ouverte avec respect des plans de traitement.

Ce cas met en évidence comment le transfert et le contre-transfert peuvent influencer la dynamique relationnelle inter et intra-personnelle entre le médecin et le patient. En reconnaissant ces affects émotionnels sous-jacents, Dr Ahmed peut gérer sa relation avec Lina plus efficacement et, en fin de compte, améliorer son expérience de soins et les pronostics de son traitement.

2. Bibliographie

BOUCKENAERE, D. 2007. « La douleur chronique et la relation médecin-malade », *Cahiers de psychologie clinique,* (1), 167-183.

BOUREAU, F. 1999. « Modèles théoriques cognitifs et comportementaux de la douleur chronique », *Douleur et analgésie,* 12, 265-272.

NEF, F., PHILIPPOT, P., & VERHOFSTADT, L. 2012. « L'approche processuelle en évaluation et intervention cliniques : une approche psychologique intégrée », *Revue francophone de clinique comportementale et cognitive,* 17, 4-23.

PERROUD, A. 2002. « Traitement hospitalier de l'anorexie sévère selon le modèle comportemental et cognitif », *Hypotheses,* 173-186.

RANQUE, B., & NARDON, O. 2017. « Prise en charge des symptômes médicalement inexpliqués en médecine interne : un paradigme de la relation médecin-malade en situation d'incertitude », *La Revue de Médecine Interne,* 38(7), 458-466.

STEIN, H. F. 2023. *The psychodynamics of medical practice: Unconscious factors in patient care.* Univ of California Press.

VILLANI, M., FLAHAULT, C., MONTEL, S., SULTAN, S., & BUNGENER, C. 2013. « Proximité des représentations de la maladie chez le malade et ses proches : revue de littérature et illustration clinique », *Bulletin de psychologie,* 66(6), 477-487.

3. Quiz

Choisissez la bonne réponse pour chaque question

1. Le transfert, dans la relation médecin-patient, fait référence aux :

(a) Préjugés émotionnels inconscients du médecin influençant ses interactions avec le patient.

(b) Réorientations par le patient des émotions et des attitudes des figures passées vers le médecin.

(c) Déséquilibres des pouvoirs inhérents à la relation médecin-patient.

(d) Echanges d'informations médicales entre le médecin et le patient.

2. Un signe de transfert positif d'un patient vers le médecin peut inclure :

(a) Les désaccords fréquents avec les recommandations de traitement du médecin.

(b) Les jugement sur la manière dont le médecin se trouve au chevet du médecin.

(c) Le partage des informations personnelles et la confiance accrue dans le traitement du médecin.

(d) L'annulation des rendez-vous et le manque d'engagement envers le traitement.

3. Le contre-transfert fait référence aux :

(a) Réponses émotionnelles du patient à la personnalité du médecin ou à l'approche thérapeutique.

(b) Réactions émotionnelles inconscientes du médecin aux pensées, sentiments et comportements du patient.

(c) Développement d'une forte amitié entre le médecin et le patient.

(d) Limites à l'autorévélation attendues à la fois du médecin et du patient.

4. Une conséquence potentielle d'un contre-transfert non géré par le médecin peut conduire à :

(a) Une satisfaction accrue des patients à l'égard de la communication du médecin et de son attitude au chevet du patient.

(b) La difficulté à maintenir les limites professionnelles et à l'objectivité dans les soins aux patients.

(c) La capacité accrue du médecin à comprendre l'expérience émotionnelle du patient.

(d) L'amélioration de l'observance du traitement par le patient

5. Le modèle de soins psycho-émotionnels met l'accent sur l'importance de :

(a) Maintenir une relation médecin-patient strictement formelle, neutre et clinique.

(b) Reconnaître et gérer intelligemment les aspects émotionnels de l'interaction médecin-patient.

(c) Se concentrer uniquement sur les facteurs biologiques du patient qui sous-tendent son état de santé.

(d) Donner la priorité à la gestion du temps et à l'efficacité du médecin plutôt qu'à l'établissement de relations avec les patients.

FICHE 19 – LE STRESS ET LA MALADIE

Le stress est un épiphénomène omniprésent dans la vie moderne qui est souvent diabolisé comme étant l'unique leitmotiv d'une cascade de maladies psychosomatiques diverses. Cependant, la relation entre le stress et la maladie est bien plus complexe et résulte d'une interaction de facteurs biologiques, psychologiques et comportementaux. Cette fiche résume le stress et son impact potentiel sur la santé physique et mentale, en explorant les facteurs médiateurs et les voies potentielles vers la résilience.

Il est admis qu'en cas d'exposition à un facteur stressant ou stresseur, le corps active la réponse de combat, de peur ou de fuite (*fight, fright or flight*), un mécanisme de survie hérité phylogénètiquement de nos ancêtres. Cela implique une cascade de changements hormonaux, dont la libération de cortisol et d'adrénaline, préparant l'organisme à l'action mobilisant ainsi ses ressources. À court terme, cette réponse peut être bénéfique, en renforçant la vigilance et en mobilisant des dispositions psychocorporelles (Chrousos et Gold, 1992).

Cependant en cas d'un stress chronique, lorsque la réaction de combat ou de fuite reste activée de manière persistante, il peut y avoir des effets néfastes sur la santé physique. Des niveaux élevés de cortisol « corticolèmie »au fil du temps sont liés à un système immunitaire affaibli, à une inflammation accrue et à un risque accru de maladies cardiovasculaires, de diabète et même de certains cancers (Dougall et Baum, 2012). En outre, le stress chronique peut contribuer à l'anxiété, à la dépression et aux troubles du sommeil. Ces conditions exacerbent encore le stress, créant un cercle vicieux de surmenage et de sur-stress (Rascle et Irachabal, 2001).

D'une part, le lien entre le stress et la maladie implique plusieurs facteurs qui influencent la susceptibilité d'un individu aux problèmes de santé récurrents. Pourtant, le recours au soutien social, l'adoption d'un mode de vie sain et les mécanismes d'adaptation efficaces peuvent agir comme des boucliers contre les effets négatifs du stress. À l'inverse, l'isolement social, une mauvaise alimentation, la sédentarité et le manque d'activité physique peuvent amplifier l'impact du stress sur la qualité de vie de l'individu (Segerstrom et O'Connor., 2012).

D'autre part, il est crucial de développer des interventions efficaces à l'aide des stratégies de gestion du stress axées sur les techniques de relaxation, les pratiques de pleine conscience et la thérapie cognitivo-comportementale qui peuvent doter les individus d'outils pour gérer le stress et atténuer ses conséquences sur la santé (Gauchet et al., 2012).

Au-delà des interventions individuelles, il est essentiel de s'attaquer aux causes profondes du stress. Les interventions sur le lieu de travail visant à réduire le stress au travail et à promouvoir l'équilibre travail-vie personnelle (*work-life balance*) peuvent conduire à une meilleure santé mentale et une meilleure performance occupationnelle. En outre, les politiques sociales qui favorisent l'égalité des revenus, un logement abordable et l'accès à des soins de santé de qualité peuvent créer un environnement moins stressant pour tous (Adler et Matthews,1994).

En conclusion, l'intrication des facteurs de stress personnels et environnementaux est complexe voire multiforme. Même si le stress chronique peut indéniablement contribuer à divers problèmes de santé, les approches individuelles et écosystémiques peuvent favoriser l'éco-résilience et favoriser le bien-être mental et physique. En reconnaissant la complexité de cette relation, nous pouvons évoluer vers un avenir où le stress n'est pas un signe avant-coureur de maladie, mais un défi que nous pouvons surmonter efficacement et intelligemment.

1. Vignette clinique

Noora est une jeune étudiante à l'université qui est âgée de 22 ans et résidant en Espagne. Elle se présente en consultation avec des symptômes d'anxiété et d'insomnie. Elle est aux prises avec la pression académique, les problèmes financiers pour subvenir aux besoins de sa famille restée au Maroc et les attentes concernant le mariage.

Motif de consultation : la santé mentale de Noora souffre en raison des effets cumulatifs du stress, des difficultés financières et des pressions culturelles. Elle éprouve de l'anxiété, de l'insomnie et des difficultés à gérer ses émotions. Noora se sent dépassée et isolée, avec des difficultés de concentration et un sentiment constant d'inquiétude.

Diagnostic : Noora est confrontée à une multitude de facteurs de stress, chacun contribuant à son état émotionnel instable. La pression scolaire, les soucis financiers et les attentes culturelles créent un sentiment de stress chronique qui a un impact sur son bien-être. L'isolement social peut exacerber ces sentiments.

Intervention thérapeutique : l'approche devrait respecter le contexte culturel et les valeurs familiales de Noora. La thérapie peut se concentrer sur des mécanismes d'adaptation culturellement spécifiques et résoudre tout conflit potentiel entre les attentes familiales et ses aspirations académiques. Une approche culturellement adaptée qui aborde à la fois la gestion du stress et la santé mentale est nécessaire en se focalisant sur :

- Les techniques de gestion du stress : en introduisant des techniques de relaxation telles que des exercices de respiration profonde ou la méditation de pleine conscience. Il est souhaitable de discuter des stratégies de gestion du temps pour gérer la pression académique.
- La gestion du stress financier : en informant Noora sur les options de budgétisation et d'aide financière. Il est recommandé de discuter des moyens culturellement appropriés permettant aux étudiants de gagner un revenu supplémentaire si nécessaire.

- Les considérations culturelles : en discutant des attentes culturelles entourant le mariage de manière encourageante et sans jugement.
- Le soutien social : en aidant Noora à construire un réseau de soutien en la mettant en contact avec d'autres étudiants Marocains ou des organisations culturelles sur le campus. Il est important d'encourager une communication ouverte avec sa famille.
- Le soutien en santé mentale : si nécessaire, une thérapie individuelle est souhaitable avec un thérapeute culturellement compétent pour traiter l'anxiété, l'insomnie et développer des mécanismes d'adaptation.

Pronostic : en mettant en œuvre ces stratégies, l'objectif est de :

- Fournir à Noora des outils pour gérer le stress et l'anxiété.
- La mettre en contact avec des personnes fiables et de référence pour résoudre ses problèmes financiers.
- Favoriser des mécanismes d'adaptation sains pour faire face aux pressions culturelles.
- Développer un réseau de soutien social pour réduire le sentiment d'isolement.
- Améliorer sa santé mentale et son bien-être en général.

Ce cas met en évidence l'interaction complexe entre les facteurs de stress culturels, la pression académique et la santé mentale chez les jeunes femmes arabes en pays d'accueil. En employant une approche culturellement sensible et compétente, les professionnels de santé peuvent aider des patients comme Noora à développer des compétences d'autogestion du stress, à bâtir un réseau de soutien social et à atteindre un état de bien-être mental optimal.

2. Bibliographie

ADLER, N., & MATTHEWS, K. 1994. "Health psychology: Why do some people get sick and some stay well ?", *Annual review of psychology*, 45(1), 229-259.

CHROUSOS, G. P., & GOLD, P. W. 1992. "The concepts of stress and stress system disorders: overview of physical and behavioral homeostasis". *JAMA*, 267(9), 1244-1252.

DOUGALL A. L., BAUM A. 2012. *"Stress, health, and illness"*, in Baum A., Revenson T. A., Singer J. (Eds.), *Handbook of health psychology* (2nd ed., pp. 53-78). New York, NY: Psychology Press.

GAUCHET, A., SHANKLAND, R., DANTZER, C., PELISSIER, S., & AGUERRE, C. 2012. « Applications cliniques en psychologie de la santé », *Psychologie française*, 57(2), 131-142.

RASCLE, N., & IRACHABAL, S. 2001. « Médiateurs et modérateurs : implications théoriques et méthodologiques dans le domaine du stress et de la psychologie de la santé », *Le travail humain*, 64(2), 97-118.

SEGERSTROM, S. C., & O'CONNOR, D. B. 2012. "Stress, health and illness: Four challenges for the future", *Psychology & health*, 27(2), 128-140.

3. Quiz

Choisissez la bonne réponse pour chaque question

1. Le stress chronique peut contribuer à un système immunitaire affaibli en :

(a) Réduisant le nombre de globules blancs.

(b) Augmentent la production d'anticorps.

(c) Améliorant la réponse inflammatoire du corps.

(d) Améliorant la capacité du corps à combattre les infections.

2. Un symptôme d'anxiété qui peut être exacerbé par le stress chronique s'exprime par :

(a) Une augmentation des sentiments de bonheur et de bien-être.

(b) Des difficulté à se concentrer et une inquiétude persistante.

(c) Une amélioration de la qualité du sommeil et de la relaxation.

(d) Une motivation accrue et sentiment de calme.

3. Un facteur comportemental qui peut agir comme un bouclier contre les effets négatifs du stress comprend :

(a) L'isolement social et l'évitement des relations de soutien.

(b) Le mauvais choix alimentaire et le manque d'activité physique.

(c) De Se livrer à la toxicomanie pour faire face au stress.

(d) D'avoir un solide réseau de soutien social.

4. Une technique de relaxation qui peut être utile pour gérer le stress consiste à :

(a) S'engager dans des ruminations sur des situations stressantes.

(b) Effectuer des calculs mentaux complexes pour se distraire.

(c) Pratiquer des exercices de respiration profonde et une relaxation musculaire progressive.

(d) Refouler les émotions et éviter de les exprimer.

5. Une forme de thérapie qui peut être bénéfique pour gérer le stress et développer des mécanismes d'adaptation consiste à utiliser :

(a) Le traitement médicamenteux uniquement sans s'attaquer à la source du stress.

(b) La thérapie cognitivo-comportementale (TCC) pour identifier et modifier les schémas de pensée négatifs.

(c) La thérapie d'écoute passive où le thérapeute ne propose pas de solutions.

(d) Les expériences passées sans aborder les facteurs de stress actuels.

FICHE 20 – LE STRESS PROFESSIONNEL OU LE BURNOUT

Les professionnels de santé sont en première ligne pour prendre soin des autres, mais ils sont eux-mêmes confrontés au malmenage, au surmenage et à l'épuisement professionnel. Ainsi, les pressions du domaine médical créent un terrain fertile et favorable pour le stress chronique, conduisant à l'épuisement émotionnel, au cynisme et à un déclin de l'efficacité professionnelle (Maslach et Jackson, 2013). Egalement, le lieu de travail moderne (hospitalier ou en cabinet libéral) peut être un terrain fertile pour le stress avec le dépassement des échéances, l'augmentation des charges de travail, le suivi des patients et la pression pour réussir ses tâches cliniques. Même si un certain niveau de stress peut être motivant, la tension chronique peut conduire à l'épuisement professionnel ou le burnout. Cette fiche abordera l'épuisement professionnel, ses effets néfastes sur la santé physique et mentale, ainsi que les stratégies potentielles de prévention et d'intervention.

Tout d'abord, il est reconnu que le caractère exigeant des soins de santé contribue fortement à l'épuisement professionnel. Les longues heures de travail, la tension émotionnelle liée à la maladie et à la souffrance, ainsi que la pression constante de prendre des décisions critiques ont des conséquences néfastes sur les professionnels de santé. De plus, les charges administratives croissantes, le manque de contrôle sur les horaires de travail et les ressources limitées exacerbent encore les niveaux de stress (Salvagioni et al., 2017).

D'une part, l'épuisement professionnel est un état d'épuisement émotionnel, physique et mental provoqué par un stress prolongé ou excessif au travail. Elle se manifeste à travers trois dimensions principales : l'épuisement émotionnel (sentiment d'épuisement émotionnel), la dépersonnalisation (cynisme et détachement du travail) et un sentiment d'accomplissement réduit (sentiments d'insuffisance et d'inefficacité) (Olié et al., 2016). Ce syndrome transcende la simple insatisfaction et a un impact significatif à la fois sur l'individu et sur l'organisation.

D'autre part, les conséquences du burnout sur la santé sont considérables. Les hormones de stress chroniquement élevées comme le taux de cortisolémie dans le sang peuvent affaiblir le système immunitaire, augmentant ainsi la susceptibilité aux infections et aux maladies chroniques comme les maladies cardiovasculaires et le diabète (Chandola et al., 2019). La santé mentale en souffre également puisque l'épuisement professionnel induira une augmentation de l'anxiété, de la dépression et des troubles du sommeil (Schaufeli et Bakker, 2004). L'absentéisme, le présentéisme (physiquement présent mais mentalement absent), le sentiment de blackout mental (saturation des compétences cognitives) et la baisse de productivité nuisent encore davantage aux performances sur le lieu de travail.

Les conséquences de l'épuisement professionnel s'étendent bien au-delà du professionnel de santé. L'épuisement professionnel peut entraîner une diminution de l'empathie et de la compassion, ce qui a un impact négatif sur la communication et la satisfaction des patients (Laraqui et al., 2019). De plus, les erreurs médicales peuvent augmenter en raison de la fatigue et d'une prise de décision altérée. L'épuisement professionnel contribue en fin de compte au roulement des médecins, mettant ainsi à rude épreuve un système de santé déjà surchargé (West et al., 2018).

Il est donc crucial d'identifier les facteurs qui contribuent à l'épuisement professionnel pour la prévention du stress en milieu de travail. Des charges de travail irréalistes, le manque de contrôle sur les tâches de travail, un environnement toxique, un leadership médiocre et un soutien social inadéquat jouent tous un rôle important dans la chronicisation d'état de stress (West et al., 2018). De plus, les personnes présentant certains traits de personnalité, comme le perfectionnisme, les personnalités sur-productives de type A ou ayant un fort sens des responsabilités, peuvent être plus susceptibles de souffrir davantage des séquelles d'épuisement professionnel.

Il existe donc des solutions pour lutter contre l'épuisement professionnel nécessitant une approche à plusieurs volets. Au niveau organisationnel, les organisations doivent cultiver un environnement de travail sain en favorisant l'équilibre travail-vie personnelle grâce à des options d'horaires flexibles, en offrant des opportunités d'autonomie, de promotion et en donnant la priorité au bien-être des employés. Il est essentiel d'investir dans une formation en leadership qui met l'accent sur une communication claire, le respect et le soutien des employés. Les investissements dans les ressources en santé mentale et les programmes de gestion du stress peuvent doter les professionnels de santé de mécanismes d'adaptation. Au niveau individuel, il est souhaitable d'établir des limites saines entre le travail et la vie personnelle, de pratiquer des techniques de gestion du stress comme la pleine conscience ou l'activité physique et de rechercher un soutien social. De plus, plaider en faveur d'un changement des pratiques en milieu de travail, si nécessaire, peut permettre aux employés de créer un environnement plus favorable. Dans ce sens, les professionnels de santé devraient être encouragés à demander de l'aide en cas de besoin, que ce soit auprès de collègues, de mentors ou de professionnels de la santé mentale (Olié et al., 2016).

En conclusion, l'épuisement professionnel représente une menace importante pour le bien-être individuel et organisationnel. Comprendre ses causes profondes, reconnaître ses conséquences sur la santé et mettre en œuvre des stratégies de prévention et d'intervention sont des étapes essentielles vers la création d'un environnement de travail favorisant la santé mentale et physique. En donnant la priorité au bien-être et en encourageant une culture de soutien, nous pouvons prévenir les effets insidieux de l'épuisement professionnel et créer un avenir plus durable et plus productif pour tous.

1. Vignette clinique

Dr Omar est un médecin âgé de 45 ans qui présente depuis un an des symptômes d'épuisement émotionnel, de cynisme envers ses patients et une baisse de son niveau de performance qui était auparavant élevé. Il travaille de longues heures, se sent dépassé par les tâches administratives et a du mal à communiquer avec ses patients en raison des barrières linguistiques et culturelles dans une région en Moyen Atlas. Dr Omar se sent de plus en plus détaché et remet en question sa capacité à être un bon médecin.

Motif de consultation : Dr Omar présente des signes d'épuisement professionnel, ce qui a un impact sur sa santé mentale et son épanouissement professionnel. Il se sent émotionnellement épuisé et déconnecté de son travail.

Diagnostic : l'environnement de travail exigeant, les longues heures, les charges administratives et les barrières linguistiques et culturelles contribuent au stress chronique du Dr Omar. Ce stress conduit à l'épuisement émotionnel, au cynisme et à un sentiment d'inefficacité, autant de caractéristiques de l'épuisement professionnel.

Intervention thérapeutique : la reconnaissance de Dr Omar et de son rôle professionnel dans la communauté berbérophone en l'aidant à harmonier ainsi qu'à gérer les conflits potentiels entre les longues heures de travail et les attentes culturelles en matière de temps en famille. Comprendre les facteurs de stress spécifiques auxquels Dr Omar est confronté et l'impact des facteurs culturels est crucial afin de réduire l'état d'épuisement professionnel en adoptant :

- Les techniques de gestion du stress comme la respiration profonde ou la méditation de pleine conscience. La mise en place de stratégies de gestion du temps pour améliorer l'efficacité du travail.
- Une réduction des fardeaux administratifs : en plaidant en faveur de solutions visant à réduire les tâches administratives qui ralentissent le temps consacré aux soins aux patients.

- La formation aux compétences culturelles : en explorant les options de formation aux compétences culturelles pour améliorer la communication et établir des relations avec les patients berbérophones. Il est donc souhaitable de faire appel à un traducteur ou si nécessaire un membre de la famille.
- En respectant l'équilibre travail-vie personnelle et en encourageant Dr Omar à donner de la priorité aux pauses, aux vacances et aux activités qui favorisent la détente et le bien-être.
- En optimisant le support social avec un groupe de soutien par les pairs composés de médecins ou d'un professionnel de santé mentale spécialisé dans la santé au travail et à l'épuisement professionnel pour entamer une thérapie individuelle.

Pronostic : en mettant en œuvre ces stratégies, l'objectif est de :

- Proposer à Dr Omar des outils pour gérer le stress et prévenir l'épuisement professionnel.
- Améliorer la communication et les relations avec les patients berbérophones grâce à une formation aux compétences culturelles.
- Retrouver son sentiment de contrôle et d'efficacité professionnelle.
- L'aider à atteindre un meilleur équilibre travail-vie personnelle et lui donner la priorité à son bien-être.

Ce cas met en évidence les défis spécifiques auxquels sont confrontés les médecins travaillant dans un système de santé exigeant ou encore au sein des communautés linguistiques et culturelles différentes. En créant un environnement favorable, en promouvant les compétences culturelles et en donnant la priorité au bien-être, les établissements de santé peuvent aider Dr Omar et d'autres médecins comme lui à surmonter l'épuisement professionnel et à continuer de fournir des soins de haute qualité à leurs patients.

2. Bibliographie

CHANDOLA, T., BOOKER, C. L., KUMARI, M., & BENZEVAL, M. 2019. "Are flexible work arrangements associated with lower levels of chronic stress-related biomarkers? A study of 6025 employees in the UK household longitudinal study", *Sociology*, 53(4), 779-799.

LARAQUI, O., MANAR, N., LARAQUI, S., HAMMOUDA, R., DESCHAMPS, F., & LARAQUI, C. H. 2019. « Risques psychosociaux et syndrome d'épuisement professionnel des professionnels de soins hospitaliers », *Archives des Maladies Professionnelles et de l'Environnement*, 80(5), 386-397.

MASLACH, C., & JACKSON, S. E. 2013. *"Burnout in Health Professions: A Social Psychological Analysis", in Social psychology of health and illness* (pp. 227-251). Psychology Press.

OLIE, J. P., LEGERON, P., ACKER, A., ADOLPHE, M., ALLILAIRE, J. F., CHAMOUX, A., ... & TOUITOU, Y. 2016. « Le burn-out », *Bulletin de l'Académie Nationale de Médecine*, 200(2), 349-365.

SALVAGIONI, D. A. J., MELANDA, F. N., MESAS, A. E., GONZALEZ, A. D., GABANI, F. L., & ANDRADE, S. M. D. 2017. "Physical, psychological and occupational consequences of job burnout: A systematic review of prospective studies", *PloS one*, 12(10), e0185781.

SCHAUFELI, W. B., & BAKKER, A. B. 2004. "Job demands, job resources, and their relationship with burnout and engagement: A multi-sample study", *Journal of Organizational Behavior: The International Journal of Industrial, Occupational and Organizational Psychology and Behavior*, 25(3), 293-315.

WEST, C. P., DYRBYE, L. N., & SHANAFELT, T. D. 2018. "Physician burnout: contributors, consequences and solutions", *Journal of internal medicine*, 283(6), 516-529.

3. Quiz

Choisissez la bonne réponse pour chaque question

1. Une dimension essentielle de l'épuisement professionnel caractérisé par l'épuisement émotionnel est :

(a) Le sentiment accru d'accomplissement et d'efficacité professionnelle.

(b) Le fait de se sentir émotionnellement épuisé et épuisé.

(c) L'empathie et la compassion accrues envers les patients.

(d) L'amélioration des compétences en communication et de l'interaction avec les patients.

2. Une hormone de stress chronique élevée en cas d'épuisement professionnel et qui peut affaiblir le système immunitaire est :

(a) La dopamine (plaisir et récompense)

(b) La sérotonine (régulation de l'humeur)

(c) Le cortisol

(d) L'ocytocine (liens et confiance)

3. Une des conséquences potentielles de l'épuisement professionnel dans le secteur de la santé est :

(a) L'amélioration de la satisfaction des patients grâce à une attention accrue portée aux cas individuels.

(b) La diminution de l'empathie et de la communication conduisant à l'insatisfaction du patient.

(c) L'amélioration du travail d'équipe et de la collaboration entre les professionnels de la santé.

(d) La réduction du risque d'erreurs médicales grâce à une concentration et une attention améliorées.

4. Une stratégie de prévention de l'épuisement professionnel chez les professionnels de santé peut impliquer :

(a) L'adoption des heures de travail extrêmement longues pour faire preuve de dévouement.

(b) La priorité à l'équilibre travail-vie personnelle et la promotion des options d'horaires flexibles.

(c) Le découragement des professionnels de la santé de demander de l'aide en cas de stress ou de problèmes de santé mentale.

(d) L'adoption d'une culture de blâme et de punition pour les erreurs médicales.

5. Une stratégie d'intervention pour lutter contre l'épuisement professionnel chez un médecin arabe pourrait inclure :

(a) La formation aux compétences culturelles pour améliorer la communication avec les patients arabes.

(b) L'ignorance de l'impact potentiel du contexte culturel sur son expérience.

(c) La conviction que tous les médecins arabes souffrent d'épuisement professionnel pour les mêmes raisons.

(d) Les techniques de gestion du stress sans aborder les facteurs culturels.

FICHE 21 – LES MODÈLES PSYCHO-COMPORTEMENTAUX EN SOINS DE SANTÉ

Le système des soins de santé s'est traditionnellement concentré sur le modèle biomédical, considérant la maladie uniquement à travers le prisme biologique. Cependant, le modèle psycho-comportemental appliquée en psychologie de la santé apparaît comme étant un complément au carrefour entre les facteurs psychologiques, comportementaux et sociaux (Carr, 2017). Cette fiche approfondit les principes fondamentaux de ce modèle, explorant ses contributions à la compréhension et à la gestion des problèmes de santé, ainsi que ses implications pour une approche plus holistique des soins de santé.

Tout d'abord, le modèle psycho-comportemental postule que les pensées, les émotions et les comportements influencent considérablement l'état de santé de l'individu. Le stress, par exemple, peut exacerber des problèmes de santé préexistants comme l'asthme ou les maladies cardiaques. À l'inverse, les émotions positives et les comportements sains comme l'exercice physique régulier ainsi qu'une alimentation équilibrée peuvent favoriser le bien-être et la résilience (Abed et al., 2014). Ce modèle met également l'accent sur le rôle des facteurs sociaux. L'isolement social, la pauvreté et le manque d'accès aux ressources de santé peuvent avoir un impact négatif sur les pronostics en matière de santé. À l'inverse, les réseaux de soutien social et un sentiment d'appartenance peuvent protéger contre le stress et contribuer au bien-être général (Abed et al., 2014).

Il est à noter que le modèle psycho-comportemental préconise une approche à plusieurs volets. Cela peut impliquer la mise en place de :

- Psychothérapie : en favorisant le traitement des facteurs psychologiques qui entretiennent des problèmes de santé, tels que l'anxiété ou la dépression.
- Modification comportementale : en encourageant les comportements sains comme l'exercice, les techniques de gestion du stress et les habitudes alimentaires saines.
- Interventions de soutien social : en mettant les individus en contact avec des groupes de soutien, des ressources communautaires ou résoudre des problèmes liés aux déterminants sociaux de la santé par les décideurs.

Quant à l'application du modèle psycho-comportemental, il s'étend au-delà du traitement de maladies spécifiques. Il se focalise sur la promotion les soins de santé préventifs en encourageant des modes de vie sains et fournit des informations précieuses sur l'adhésion des patients aux traitements médicaux (Baum et Posluszny, 1999). Cependant, ce modèle présente quelques limites comme c'est le cas des différences individuelles en matière de personnalité, de génétique et de milieu socio-économique qui induisent des impacts sur les facteurs psychologiques et comportementaux de l'individu. De plus, il est crucial d'éviter de blâmer les individus pour leurs problèmes de santé, car certains facteurs influençant la santé échappent à notre contrôle (Andersen et al., 1994).

Il est à noter que le modèle psycho-comportemental apporte une contribution significative aux soins de santé en :

- Mettant en évidence la connexion psychosomatique.
- Soulignant l'importance de se focaliser sur les déterminants sociaux de la santé.
- En favorisant une approche des soins de santé plus holistique et centrée sur le patient.

En intégrant le modèle psycho-comportemental dans les pratiques médicales traditionnelles, nous pouvons évoluer vers un système de santé qui aborde non seulement les aspects physiques de la maladie, mais également les facteurs psychologiques et sociaux qui contribuent au bien-être. Cette approche globale a le potentiel d'améliorer les pronostics pour les patients, de donner aux individus les moyens de prendre en charge leur santé et, à terme, de favoriser une société plus saine pour tous.

1.Vignette clinique

Sara est une jeune femme âgée de 52 ans et qui souffre de maux de dos chroniques impactant considérablement sa vie quotidienne. Les évaluations médicales ne révèlent aucune cause physique sous-jacente à la douleur. Sara se sent donc stressée et anxieuse en raison des pressions professionnelles et d'un récent conflit familial. Elle dort mal et évite toute activité physique par crainte d'aggraver la douleur.

Motif de consultation : la douleur chronique de Sara a un impact sur son bien-être physique et émotionnel. L'absence de cause physique claire suggère le rôle potentiel de facteurs psychologiques.

Intervention : l'application du modèle psycho-comportemental est cruciale pour comprendre la douleur de Sara. Une approche à plusieurs volets qui aborde à la fois les aspects physiques et psychologiques de la douleur est nécessaire incluant :

- La physiothérapie : un programme de physiothérapie individualisée peut améliorer la flexibilité, la force et les compétences posturales voire ergonomique en matière de gestion de la douleur.
- Les techniques de gestion du stress : à l'aide de la relaxation comme la respiration profonde ou la méditation de pleine conscience pour gérer le stress et l'anxiété.
- La thérapie cognitivo-comportementale (TCC) : la TCC peut aider Sara à identifier et à modifier les pensées et croyances négatives qui peuvent contribuer à sa perception de la douleur.

- Les bonnes habitudes d'hygiène du sommeil qui améliorer la qualité du sommeil et réduire la douleur.
- Le soutien social via les interactions sociales et les activités qui procurent du plaisir et un sentiment d'utilité.

Pronostic : cette approche reconnaît l'interaction entre la détresse psychologique et la perception de la douleur. La gestion du stress et la TCC peuvent cibler les pensées et croyances négatives qui amplifient l'expérience de la douleur. En mettant en œuvre ces stratégies, l'objectif est de :

- Améliorer les compétences de gestion de la douleur de Sara et réduire l'intensité de la douleur.
- Aborder le stress et l'anxiété sous-jacents qui peuvent contribuer à la perception de la douleur.
- Améliorer la qualité du sommeil pour un meilleur bien-être général.
- Augmenter les niveaux d'activité physique et améliorer le fonctionnement quotidien.
- Favoriser un sentiment d'autonomisation et d'efficacité personnelle dans la gestion de sa douleur.

Ce cas illustre la valeur du modèle psycho-comportemental dans le traitement de la douleur chronique. En reconnaissant l'influence des facteurs psychologiques et en mettant en œuvre des interventions holistiques, les professionnels de santé peuvent permettre à des patients comme Sara de mieux se connaitre, de gérer efficacement leur douleur et d'améliorer leur bien-être général.

2. Bibliographie

ABED, M. A., KLOUB, M. I., & MOSER, D. K. 2014. "Anxiety and adverse health outcomes among cardiac patients: a biobehavioral model", *Journal of Cardiovascular Nursing*, 29(4), 354-363.

ANDERSON, B., KIECOLT-GLASER, J. AND GLASER, R., 1994. "A biobehavioral model of cancer stress and disease course", *American Psychologist*, 49, 389–404

BAUM, A., & POSLUSZNY, D. M. 1999. "Health psychology: mapping biobehavioral contributions to health and illness", *Annual review of psychology*, 50(1), 137-163.

CARR, J. E. 2017. "The evolution of psychology as a basic bio-behavioral science in healthcare education", *Journal of Clinical Psychology in Medical Settings*, 24, 234-244.

3. Quiz

Choisissez la bonne réponse pour chaque question

1. Le modèle psycho-comportemental de soins de santé met l'accent sur l'importance des :

(a) Facteurs biologiques dans le diagnostic et le traitement des maladies.

(b) Des symptômes physiques sans tenir compte des causes psychologiques sous-jacentes.

(c) Des interactions complexes entre l'esprit, le corps et les facteurs sociaux en matière de santé.

(d) Rôles culpabilisants des individus pour leurs problèmes de santé dus à leurs comportements.

2. Le stress chronique, selon le modèle psycho-comportemental, peut :

(a) Renforcer le système immunitaire et augmenter la résistance aux maladies.

(b) Réduire l'efficacité des traitements médicaux pour les affections existantes.

(c) N'avoir aucun impact significatif sur la santé globale d'une personne.

(d) Conduire systématiquement au développement d'un trouble de santé mentale.

3. Une stratégie de modification comportementale alignée sur le modèle psycho-comportemental pourrait :

(a) Décourager les interactions sociales et se concentrer uniquement sur la thérapie individuelle.

(b) Promouvoir des comportements sains comme l'exercice régulier et une alimentation équilibrée.

(c) Ignorer l'impact potentiel des réseaux de soutien social sur le bien-être.

(d) Admettre que tous les individus répondront de la même manière aux mêmes interventions comportementales.

4. Une des limites du modèle psycho-comportemental est qu'il :

(a) Plaide pour une approche des soins de santé holistique et centrée sur le patient.

(b) Fournit un cadre précieux pour comprendre la connexion psychosomatique

(c) Est universellement applicable sans tenir compte des différences individuelles.

(d) Propose des interventions efficaces pour tous les types de problèmes de santé.

5. Le modèle psycho-comportemental peut contribuer aux soins de santé préventifs en :

(a) Se concentrant uniquement sur la détection précoce et le traitement des maladies existantes.

(b) Encourageant des modes de vie sains et un changement de comportement pour un meilleur bien-être.

(c) Décourageant les individus de consulter un médecin jusqu'à ce que les symptômes deviennent graves.

(d) Ignorant l'impact des déterminants sociaux de la santé sur les mesures préventives.

FICHE 22 – LES MODÈLES SOCIOCOGNITIFS EN SOINS DE SANTÉ

Le domaine de la prise de décision en matière de soins de santé est influencé par une myriade de facteurs individuels et institutionnels. Dans ce contexte, le modèle sociocognitif de la santé apparaît comme un cadre théorique intéressant, mettant en lumière l'interaction entre les influences sociales, les processus cognitifs et les comportements individuels (Whitehead, 2001). Cette fiche approfondit les principes fondamentaux de ce modèle, ses contributions à la compréhension des comportements liés à la santé et ses implications pour la promotion de bonnes pratiques en matière de santé.

Tout d'abord, le modèle sociocognitif s'appuie sur les fondements de la théorie de l'apprentissage social. Il postule que les individus apprennent les comportements liés à la santé non seulement par expérience directe, mais également en observant les autres (modelage et apprentissage social) en internalisant les normes et attentes de la société (Vega,2018). Dans ce cadre, des concepts clés influencent le comportement en matière de santé (Muller et Spitz, 2012) tels que :

- La susceptibilité perçue qui fait référence à la croyance d'une personne quant à sa probabilité de contracter une maladie particulière.
- La gravité perçue qui reflète la perception qu'a l'individu de la gravité d'un problème de santé.
- Les avantages perçus qui englobe les croyances sur les pronostics associés à l'adoption d'un comportement de santé particulier.
- Les obstacles perçus qui représentent les difficultés anticipés qu'un individu perçoit dans l'adoption d'un comportement sain.

- L'auto-efficacité qui s'agit de la confiance d'une personne dans sa capacité à adopter avec succès un comportement spécifique.

Ces concepts interagissent pour façonner la prise de décision en matière de santé d'un individu. Par exemple, une personne ayant de fortes convictions quant aux bienfaits de l'exercice (bénéfices perçus) et une grande auto-efficacité en adhérant à une routine d'exercice est plus susceptible de s'engager dans une activité physique régulière (Van Hoye et al., 2021). À l'inverse, les individus ayant une faible susceptibilité perçue à une maladie ou des obstacles perçus élevés à l'adoption d'un comportement sain peuvent être moins motivés à prendre des mesures préventives.

Le modèle sociocognitif revêt une immense valeur dans la promotion d'un changement positif des comportements en matière de santé (Apostolidis et Dany, 2012). Les interventions basées sur ce modèle peuvent :

- Augmenter la susceptibilité et la gravité perçues : les campagnes éducatives peuvent mettre en évidence les risques associés aux comportements malsains et la gravité de certains problèmes de santé comme le tabagisme.
- Améliorer les avantages perçus : les interventions peuvent mettre l'accent sur bons pronostics de comportements sains, tels que la prévention des maladies.
- Réduire les obstacles perçus : les programmes peuvent répondre à des préoccupations pratiques et proposer des stratégies pour surmonter les obstacles à l'adoption de comportements sains.
- Améliorer l'auto-efficacité : la formation professionnelle et le soutien social peuvent permettre aux individus de croire en leur capacité à adopter et à maintenir des comportements sains.

De ce fait, le modèle va au-delà du changement de comportement individuel. En reconnaissant le rôle des influences sociales, ce modèle souligne l'importance des déterminants sociaux de la santé tels que les politiques ayant pour objectif la promotion des communautés saines, l'accès aux ressources de santé et les campagnes de marketing social. (Hanulakova et al., 2021).

Cependant, le modèle sociocognitif présente quelques limites tels que les différences interindividuelles en matière de traits de personnalité, les origines culturelles et le statut socio-économique qui peuvent influencer la manière dont ces concepts influencent le comportement en matière de santé (Murray, 2012). De plus, le modèle se concentre principalement sur la prise de décision rationnelle, tandis que les réponses émotionnelles et les préjugés inconscients peuvent également jouer un rôle dans les comportements en matière de santé comme le recours à la médecine traditionnelle.

Malgré ces limites, le modèle sociocognitif offre un cadre conceptuel pour comprendre les comportements liés à la santé. Il permet aux professionnels de santé et aux praticiens en santé publique de développer des interventions ciblées qui favorisent des choix de santé positifs et rationnels au niveau individuel et sociétal.

1. Vignette clinique

Fatima est une patiente berbérophone âgée de 40 ans. Elle souffre d'une hypertension artérielle (HTA). Elle exprime des sentiments de peur et de confusion quant à la gestion de sa maladie. Elle s'appuie fortement sur les remèdes traditionnels et a une compréhension limitée des recommandations diététiques. Fatima se sent donc isolée et a du mal à discuter de son diagnostic avec sa famille en raison de croyances culturelles concernant la maladie.

Motif de consultation : Fatima fait face à des difficultés pour s'adapter à la gestion de son HTA en raison d'un manque de connaissances, de croyances culturelles et d'un soutien social limité.

Intervention : l'application du modèle sociocognitif est cruciale pour comprendre les défis de Fatima et développer une approche culturellement sensible prenant en compte le contexte culturel et social de Fatima à l'aide :

- D'une éducation culturellement sensible : en proposant un matériel éducatif sur l'HTA traduit en berbère et incorporer des visuels ou des démonstrations. Impliquez une professionnelle de santé si cela est culturellement approprié.
- D'une discussion des avantages et des obstacles perçus : en expliquant les conséquences à long terme d'une HTA non contrôlée et en soulignant les avantages d'une bonne gestion, tels que l'amélioration de la santé et la prévention des complications. Il est recommandé de discuter des croyances et des pratiques culturelles liées à l'alimentation avec des adaptations alimentaires à la cuisine marocaine traditionnelle.
- D'une mobilisation du support social : en encourageant Fatima à impliquer un membre de sa famille ou un ami de confiance dans son parcours de gestion du diabète pour obtenir du soutien et de la responsabilité.
- De l'auto-efficacité : en divisant la gestion de l'HTA en micro-objectifs qui sont réalisables. La formation de Fatima à l'auto-surveillance de son HTA et cholestérolémie et aux choix alimentaires sains s'avère cruciale dans son contexte marocain afin de favoriser un sentiment de confiance dans la gestion de son diabète.

Pronostics : le modèle sociocognitif répond aux connaissances limitées de Fatima (obstacles perçus) en fournissant une éducation culturellement adaptée. Il vise également à renforcer son efficacité personnelle grâce à l'éducation thérapeutique et au soutien. De plus, il reconnaît le rôle des croyances culturelles (influences sociales) et cherche à impliquer son réseau social pour obtenir du soutien. En mettant en œuvre ces stratégies, l'objectif est de :

- Augmenter les connaissances et la compréhension de Fatima en matière de gestion de l'HTA d'une manière culturellement appropriée.
- Améliorer les avantages perçus de la gestion de son HTA et surmonter les obstacles perçus liés aux pratiques culturelles.
- Développer un réseau social de soutien qui lui permet d'adhérer aux recommandations de traitement.
- Améliorer l'auto-efficacité et la confiance de Fatima dans la gestion efficace de son HTA.

Le cas de Fatima souligne l'importance de prendre en compte les facteurs culturels et le contexte social lors de l'application du modèle sociocognitif aux soins de santé. En dispensant une éducation adaptée à la culture de la patiente, en abordant les influences sociales et en favorisant l'auto-efficacité, les professionnels de santé peuvent aider des personnes comme Fatima à s'adapter à la gestion des maladies chroniques et à obtenir des pronostics favorables en matière de santé.

2. Bibliographie

APOSTOLIDIS, T., & DANY, L. 2012. « Pensée sociale et risques dans le domaine de la santé : le regard des représentations sociales », *Psychologie française*, 57(2), 67-81.

HANULAKOVA, E., DANO, F., KUKURA, M., & HULA, R. 2021. « Marketing in social innovations targeted at healthcare", *Marketing i menedžment innovacij*, (3), 90-107.

MULLER, L., & SPITZ, E. 2012. « Les modèles de changements de comportements dans le domaine de la santé », *Psychologie française*, 57(2), 83-96.

MURRAY, M. 2012. « Psychologie communautaire de la santé, arts et changement social. Panorama dans le monde anglo-saxon », *Bulletin de psychologie*, 65(5), 419-427.

VAN HOYE, A., MASTAGLI, M., HAYOTTE, M., & D'ARRIPE-LONGUEVILLE, F. 2021. « Bouger pour sa santé : une revue narrative des modèles théoriques de l'engagement dans l'activité physique à partir de l'approche socio-écologique », *Staps*, (HS), 105-125.

VEGA, M. T. 2018. "Sociocognitive model of life satisfaction in people with chronic disease", *European Journal of Investigation in Health, Psychology and Education*, 8(3), 157-167.

WHITEHEAD, D. 2001. "A social cognitive model for health education/health promotion practice", *Journal of Advanced Nursing*, 36(3), 417-425.

3. Quiz

Choisissez la bonne réponse pour chaque question

1. Le modèle sociocognitif de santé met l'accent sur le rôle des :

(a) Facteurs biologiques en tant que principaux déterminants du comportement en matière de santé.

(b) Influences sociales et processus cognitifs qui déterminent les choix en matière de santé.

(c) Rôles de la génétique dans la prédisposition des individus à des problèmes de santé spécifiques.

(d) Effets du seul domaine médical dans la promotion de comportements sains.

2. Un concept clé du modèle sociocognitif qui influence le comportement en matière de santé est :

(a) La disponibilité des dernières technologies médicales pour le diagnostic et le traitement.

(b) Les recommandations particulières d'un professionnel de santé lors d'une consultation.

(c) Le coût des médicaments et des services de santé.

(d) La croyance d'un individu dans sa probabilité de contracter une maladie particulière (susceptibilité perçue)

3. Une intervention basée sur le modèle sociocognitif pour promouvoir une alimentation saine pourrait :

(a) Mettre en évidence les effets secondaires négatifs de choix alimentaires malsains, conduisant à une motivation basée sur la peur.

(b) Mettre l'accent sur les résultats positifs d'une alimentation saine, tels qu'une augmentation de l'énergie et une gestion du poids.

(c) Se concentrer uniquement sur le rôle de la génétique dans la détermination de la susceptibilité d'un individu à l'obésité.

(d) Ignorer les préférences culturelles et promouvoir une approche alimentaire universelle.

4. Une des limites du modèle sociocognitif est qu'il :

(a) Fournit un cadre précieux pour comprendre la prise de décision en matière de santé.

(b) Offre une approche multidimensionnelle pour promouvoir un changement positif des comportements en matière de santé.

(c) Est universellement applicable sans tenir compte des différences individuelles.

(d) Se concentre uniquement sur les influences sociales et néglige le rôle de la psychologie individuelle.

5. Le modèle sociocognitif peut être utilisé pour aborder les déterminants sociaux de la santé en :

(a) Développant des campagnes de marketing social qui promeuvent des normes saines au sein des communautés.

(b) Ignorant l'impact des facteurs socio-économiques sur les comportements en matière de santé.

(c) Confiant aux seuls individus la responsabilité de surmonter les obstacles sociaux à la santé.

(d) Se concentrant exclusivement sur les processus cognitifs individuels sans tenir compte du contexte social.

FICHE 23 – LES MODÈLES CENTRÉS SUR LA PERSONNE EN SOINS DE SANTÉ

Le paysage des soins de santé a subi un changement de paradigme, passant d'un modèle centré sur la maladie à une approche plus humaniste d'ordre Rogérienne où les soins sont centrés sur la personne (Benjamin, 2011). Cette fiche explore les principes fondamentaux des soins centrés sur la personne, leurs avantages pour les patients et les professionnels de santé.

Tout d'abord, les soins centrés sur la personne vont au-delà du simple traitement d'une maladie, puisqu'ils mettent l'accent sur la compréhension des besoins, des expériences et des valeurs uniques de chaque patient (Zhao et al., 2016 ; Taiebine et Keegan, 2024). Il reconnaît le patient comme une personne à part entière, englobant sa santé physique, son bien-être mental, son contexte social et son origine culturelle. Cette approche repose sur plusieurs principes clés incluant :

- La prise de décision partagée : les patients participent activement à leur parcours de soins de santé, collaborant avec les professionnels de santé pour prendre des décisions éclairées sur leurs options thérapeutiques.
- Le respect de l'autonomie : les patients ont le droit de faire des choix indépendants concernant leurs soins, même si les professionnels de santé ne sont pas d'accord.
- L'empathie et la compassion : les professionnels de santé s'efforcent de comprendre le point de vue du patient et de prodiguer des soins avec sensibilité et compassion.
- L'objectif holistique : les soins vont au-delà du traitement des symptômes physiques d'une maladie et prennent en compte le bien-être émotionnel, social et spirituel du patient.

- Le partenariat et la collaboration : une approche collaborative impliquant les patients, les professionnels de santé et potentiellement les membres de la famille travaillent ensemble pour obtenir des pronostics de santé optimaux.

Cette approche a des avantages en transformant l'expérience des patients (American Geriatrics Society Expert Panel on Person-Centered Care, 2016) induisant :

- Une satisfaction et une autonomisation accrues : la participation active à la prise de décision favorise un sentiment de contrôle et d'appropriation de leur santé.
- Une meilleure observance du traitement : les patients sont plus susceptibles d'adhérer aux plans de traitement lorsqu'ils en comprennent le rationnel et ont leur mot à dire dans leurs soins.
- Une meilleure relation soignant-soigné : la confiance et la collaboration construisent des relations thérapeutiques plus solides, conduisant à une meilleure communication et compréhension.

Cette approche a également des avantages en transformant l'expérience des professionnels de santé qui bénéficient également de soins centrés sur la personne en expérimentant :

- Une réduction de l'épuisement professionnel : l'accent mis sur la collaboration et le bien-être des patients peut contribuer à un environnement de travail plus épanouissant.
- Une satisfaction professionnelle améliorée : les professionnels de la santé se sentent habilités à fournir des soins qui correspondent à leurs valeurs et favorisent l'autonomie des patients.
- Des pronostics améliorés pour les patients : la prise de décision partagée et l'accent mis sur les besoins individuels peuvent conduire à de meilleurs pronostics globaux en matière de soins.

Cependant, la mise en œuvre de soins centrés sur la personne présente des défis au niveau des systèmes de santé qui devront s'adapter pour accorder plus de temps aux consultations et à la communication avec les patients. De plus, la formation aux compétences culturelles et à la sensibilité des professionnels de santé est cruciale pour garantir une communication interpersonnelle efficace entre le soignant-soigné (Kogan et al., 2016).

En dépit de ces défis, la transition vers des soins centrés sur la personne est extrêmement prometteuse pour l'avenir des soins de santé. En plaçant les patients au centre de leur parcours de soins et en favorisant la collaboration, le respect et l'empathie, nous pouvons bâtir un système de santé qui répond véritablement aux besoins des individus et leur permet d'atteindre un bien-être optimal. Cette transformation nécessite non seulement des changements dans les pratiques, mais également un changement fondamental dans les paradigmes cognitifs et la mentalité des prestataires de soins de santé, passant de la gestion des maladies à l'autonomisation (*empowerment*) des patients. (Werder, 2019)

1. Vignette clinique

Hassan est âgé de 78 ans résidant en France et il est d'origine marocaine. Il est atteint de la maladie d'Alzheimer au stade initial. Sa famille, influencée par les traditions culturelles, souhaite le garder à la maison et l'impliquer dans toutes les décisions familiales. Hassan, bien qu'en déclin cognitif, exprime toujours des moments de lucidité et tente de participer aux conversations.

Contexte : la famille de Hassan cherche à prodiguer des soins tout en respectant son autonomie et ses traditions culturelles dans le contexte de son diagnostic de maladie d'Alzheimer.

Intervention thérapeutique : l'application des principes de soins centrés sur la personne est essentielle pour assurer le bien-être de Hassan et respecter les valeurs culturelles de sa famille en intégrant les soins centrés sur la personne et la sensibilité culturelle en matière de :

- Évaluation des besoins et des préférences de Hassan : l'exploration des capacités cognitives grâce à des évaluations sensibles à la culture pour comprendre son niveau de compréhension et sa capacité de prise de décision.
- Prise de décision partagée : lorsque Hassan fait preuve de lucidité, il est important de l'impliquer autant que possible dans les discussions sur ses préférences en matière de soins, en respectant son autonomie dans les limites de ses capacités cognitives.
- Éducation et soutien familial : il est souhaitable d'éduquer la famille de Hassan sur la progression de la maladie d'Alzheimer en proposant des ressources et des groupes de soutien culturellement appropriés.
- Stratégies de soins adaptées à la culture : en intégrant des routines et des pratiques familières de la culture marocaine dans le plan de soins de Hassan pour lui apporter un confort et un sentiment de sécurité.
- Respecter la dynamique familiale : il est conseillé de reconnaître et respecter le désir de la famille de garder Hassan à la maison dans le contexte des traditions culturelles.

Pronostic : le plan de traitement reconnaît l'importance des traditions culturelles pour Hassan et sa famille. L'intégration de ces éléments procure un sentiment de sécurité et favorise la cohésion familiale dans une période difficile. En mettant en œuvre ces stratégies, l'objectif est de :

- Veiller à ce que Hassan reçoive des soins qui respectent son autonomie et ses capacités restantes.
- Donner à sa famille les moyens de prendre des décisions éclairées concernant ses soins tout en honorant les traditions culturelles.

- Minimiser les perturbations dans la vie de Hassan en créant un environnement familier et confortable.
- Connecter la famille aux systèmes de soutien pour relever les défis liés à la prise en charge d'une personne atteinte de la maladie d'Alzheimer au stade initial.
- Considérer les soins centrés sur la personne qui donne la priorité à l'évaluation des capacités de Hassan et à l'impliquer dans la prise de décision lorsque cela est possible, dans le respect de son autonomie.

Le cas de Hassan illustre l'importance des soins centrés sur la personne tout en respectant les antécédents culturels. En impliquant les patients dans la prise de décision en fonction de leurs capacités cognitives et en respectant les traditions culturelles, nous pouvons créer des plans de soins personnalisés qui optimisent le bien-être des patients et de leurs familles. Cette approche holistique garantit que les personnes ayant une maladie neurodégénérative au stade tout débutant voire même précoce reçoivent des soins qui respectent leurs besoins individuels et leurs valeurs socio-culturelles.

2. Bibliographie

AMERICAN GERIATRICS SOCIETY EXPERT PANEL ON PERSON-CENTERED CARE, BRUMMEL-SMITH, K., BUTLER, D., FRIEDER, M., GIBBS, N., HENRY, M., ... & VLADECK, B. C. 2016. "Person-centered care: A definition and essential elements", *Journal of the American Geriatrics Society*, 64(1), 15-18.

BENJAMIN, E. 2011. "Humanistic psychology and the mental health worker", *Journal of Humanistic Psychology*, 51(1), 82-111.

KOGAN, A. C., WILBER, K., & MOSQUEDA, L. 2016. "Person-centered care for older adults with chronic conditions and functional impairment: A systematic literature review", *Journal of the American Geriatrics Society*, 64(1), e1-e7.

TAIEBINE, M., & KEEGAN, L. C. 2024. "Telepractice for bilingual and multilingual people with aphasia: a scoping review", *Aphasiology*, 1-23.

WERDER, O. 2019. "Toward a humanistic model in health communication", *Global health promotion*, 26(1), 33-40.

ZHAO, J., GAO, S., WANG, J., LIU, X., & HAO, Y. 2016. "Differentiation between two healthcare concepts: Person-centered and patient-centered care", *J Nurs*, 2352(0132), 10-1016.

3. Quiz

Choisissez la bonne réponse pour chaque question

1. Le principe fondamental des soins centrés sur la personne met l'accent sur :

(a) Une approche thérapeutique standardisée pour tous les patients présentant un diagnostic particulier.

(b) La compréhension des besoins, des valeurs et des expériences de chaque patient.

(c) Les dernières recherches médicales et avancées technologiques.

(d) La priorité à la rentabilité de la prestation des soins de santé plutôt qu'aux préférences des patients.

2. La prise de décision partagée est un aspect clé des soins centrés sur la personne. Cela signifie que :

(a) Les professionnels de la santé dictent les options de traitement sans la participation du patient.

(b) Les patients sont censés prendre toutes les décisions en matière de soins de santé de manière indépendante.

(c) Les patients et les professionnels de la santé collaborent pour choisir le meilleur plan de traitement.

(d) La décision finale concernant le traitement appartient toujours aux membres de la famille du patient.

3. Les soins centrés sur la personne offrent aux patients les avantages suivants :

(a) Une diminution du sentiment de contrôle sur leur parcours de santé.

(b) Une satisfaction et responsabilisation accrues dans la prise de décisions.

(c) Un sentiment de pression pour prendre des décisions qui correspondent aux préférences du professionnel de la santé.

(d) Moins de communication et d'interaction avec les professionnels de santé.

4. La mise en œuvre de soins centrés sur la personne peut nécessiter :

(a) Un changement dans les systèmes de santé pour donner la priorité à la collaboration des patients.

(b) Moins de temps alloué aux consultations et à la communication des patients.

(c) Un découragement des patients à exprimer leurs pensées et leurs sentiments.

(d) Un focus particulier sur les aspects techniques du traitement.

5. Un défi dans la mise en œuvre de soins centrés sur la personne est dû :

(a) Au potentiel d'amélioration des pronostics pour les patients et du respect des plans de traitement.

(b) Aux professionnels de la santé qui acquièrent des informations précieuses sur les perspectives des patients.

(c) A la Formation aux compétences culturelles pour les professionnels de la santé afin de garantir une communication inclusive.

(d) A l'élimination des examens et procédures médicaux inutiles.

FICHE 24 – LE SYNDROME DU FARDEAU DE L'AIDANT

Le parcours de la maladie s'étend souvent au-delà du patient et englobe également leurs aidants naturels. Bien que prodiguer des soins puisse être une source d'épanouissement, les demandes incessantes peuvent conduire au syndrome du fardeau des aidants (Liu et al., 2020). Cette fiche explore les concepts fondamentaux de ce syndrome, son impact sur les patients et les systèmes de santé, ainsi que les stratégies visant à promouvoir le bien-être des aidants au sein du modèle de soins de santé.

Le syndrome du fardeau de l'aidant fait référence au stress physique, émotionnel, psychologique et social ressenti par les personnes qui s'occupent d'une personne atteinte d'une maladie chronique, d'un handicap ou nécessitant un soutien continu en raison du vieillissement (Matsumoto et al., 2007 ; Mourgues et al., 2012). Ce fardeau peut provenir de divers facteurs, notamment :

- Les exigences incessantes : les tâches constantes de prestation de soins à domicile, associées aux besoins émotionnels du bénéficiaire, peuvent conduire à l'épuisement et à une diminution du temps personnel.
- La pression financière : prendre soin de quelqu'un peut nécessiter de réduire les heures de travail ou de quitter complètement son emploi, ce qui entraîne des difficultés financières.
- L'isolement social : les aidants sacrifient souvent leurs activités sociales pour donner la priorité à leurs tâches de soins, ce qui entraîne des sentiments de solitude et d'isolement.
- La détresse psychologique : être témoin du déclin physique ou cognitif d'un proche peut provoquer des sentiments d'anxiété, de dépression et d'impuissance.

- Le manque de soutien : des systèmes ou des ressources de soutien inadéquats peuvent aggraver le fardeau des aidants, laissant les individus se sentir dépassés.

Compte tenu de la gravité de ce syndrome (Bonnet et al., 2020), les interventions basées sur ce modèle de soins de santé sont cruciales en mettant en place :

- Des groupes de soutien : la mise en relation des aidants avec des groupes de soutien favorise un sentiment d'appartenance à la communauté et permet aux individus de partager leurs expériences et leurs stratégies d'adaptation.
- Des soins de répit : fournir un soulagement temporaire grâce à des programmes de soins de répit permet aux aidants de prendre soin d'eux-mêmes et de se reposer.
- Une aide financière : en explorant des options de programmes d'aide financière pour alléger le fardeau économique associé à la prestation de soins.
- L'éducation et la formation des aidants : en les dotant des connaissances et des compétences nécessaires pour gérer les besoins spécifiques du patient ce qui peut renforcer leur confiance et réduire leur frustration.
- Le soutien en santé mentale : en offrant un accès à des services de santé mentale qui permet aux aidants de gérer le stress, l'anxiété et la dépression.

En intégrant ces interventions dans le système de santé, nous pouvons favoriser un environnement plus favorable aux aidants. Une approche multidimensionnelle qui répond à leurs besoins physiques, émotionnels, sociaux et financiers est essentielle (Poon, 2022). Cependant, la lutte contre le syndrome d'épuisement nécessite plus que de simples modifications du système de santé. Les changements sociétaux qui favorisent une culture de responsabilité partagée en matière de prestation de soins sont essentiels. Cela peut impliquer des initiatives telles que la flexibilité du lieu de travail pour les aidants, une disponibilité accrue de services de soins à domicile abordables et des campagnes de sensibilisation du public reconnaissant le rôle inestimable joué par les aidants (Vaillant-Ciszewicz et al., 2022).

En conclusion, le syndrome du fardeau des aidants est un problème omniprésent ayant des conséquences importantes tant pour les aidants que pour les systèmes de santé. En mettant en œuvre des interventions de soutien et en favorisant une culture de responsabilité partagée, les aidants pourraient remplir leur rôle tout en préservant leur propre bien-être mental, physique et émotionnel. Cette approche est non seulement éthiquement rationnelle, mais également cruciale pour garantir la durabilité des systèmes de santé et, à terme, fournir les meilleurs soins possibles aux personnes souffrant de maladies chroniques, de handicaps et de besoins liés à l'âge.

1. Vignette clinique

Dr Rashid est un médecin marocain vivant aux États-Unis. Il est âgé de 68 ans et il a été diagnostiqué de maladie de Parkinson. Son épouse, Amina, assume le rôle principal d'aidante, gérant ses médicaments et ses activités quotidiennes. Cependant, elle se sent dépassée par les exigences de la prestation de soins, négligeant sa propre santé et sa vie sociale. Dr Rashid, frustré par son indépendance déclinante, éprouve des sentiments de culpabilité et d'impuissance.

Contexte : ce cas met en évidence le fardeau de la prestation de soins pour un conjoint atteint d'une maladie chronique dans un contexte culturel marocain.

Intervention thérapeutique : le syndrome du fardeau de l'aidant met en lumière la tension émotionnelle et sociale d'Amina, tandis que les sentiments du Dr Rashid soulignent l'impact sur leur relation. Une approche salutogène qui répond au fardeau psychique d'Amina, à l'état émotionnel du Dr Rashid et à leurs besoins culturels est nécessaire en se focalisant sur :

- Les groupes de soutien pour les aidants : il est souhaitable de connecter Amina avec des groupes de soutien spécifiquement destinés aux aidants des patients atteints de la maladie de Parkinson, idéalement des groupes arabophones ou des animateurs sensibles à la culture marocaine.

- Les soins de répit : en explorant les options de soins de répit à domicile ou de services de garde pour adultes afin d'offrir à Amina des pauses temporaires dans ses tâches de soins.
- La psychoéducation : en informant Amina et Dr Rashid de la progression de la maladie de Parkinson, des traitements disponibles et des stratégies d'adaptation spécifiques à leur contexte culturel.
- Les conseils de couple : en offrant des conseils culturellement adaptés pour relever les défis émotionnels liés au diagnostic du Dr Rashid et au rôle de l'aidant incarné par Amina.

Pronostics : cette approche reconnaît les difficultés physiques, émotionnelles et sociales associées à la prestation de soins. Le protocole thérapeutique reconnaît l'importance de la sensibilité culturelle dans les groupes de soutien, l'éducation et potentiellement le counseling, compte tenu du contexte marocain. En mettant en œuvre ces stratégies, l'objectif est de :

- Réduire le fardeau d'Amina et améliorer son bien-être émotionnel et social.
- Équiper Amina de stratégies d'adaptation « coping » et d'un accès à des systèmes de soutien.
- Aider Dr Rashid à s'adapter à son diagnostic et à surmonter ses limites avec une plus grande acceptation.
- Renforcer la communication et le soutien émotionnel au sein du couple.

Le cas du Dr Rashid et d'Amina illustre l'impact du fardeau de l'aidant, en particulier dans le cadre d'une relation conjugale tendues. En utilisant le modèle du fardeau des aidants et en tenant compte de la sensibilité culturelle, les professionnels de santé mentale peuvent développer une approche holistique qui soutient à la fois l'aidant et le patient, favorisant une dynamique de prestation de soins plus durable et améliorant le bien-être de toutes les personnes impliquées dans le processus thérapeutique.

2. Bibliographie

BONNET, M., VADAM, F., BELOT, R. A., QUIBEL, C., POZET, A., & NERICH, V. 2020. « Attachement et parcours de l'aidant face à l'épreuve du cancer », *Bulletin du Cancer*, 107(11), 1138-1147.

LIU, Z., HEFFERNAN, C., & TAN, J. 2020. "Caregiver burden: A concept analysis", *International journal of nursing sciences*, 7(4), 438-445.

MATSUMOTO, N., IKEDA, M., FUKUHARA, R., SHINAGAWA, S., ISHIKAWA, T., MORI, T., ... & TANABE, H. 2007. "Caregiver burden associated with behavioral and psychological symptoms of dementia in elderly people in the local community", *Dementia and geriatric cognitive disorders*, 23(4), 219-224.

MOURGUES, C., RACHEZ, C., AUCLAIR, C., GERBAUD, L., VLAEMYNCK, C., JALENQUES, I., & BOHATIER, J. 2012. « Maladie d'Alzheimer et syndromes apparentés : étude qualitative sur les conséquences économiques de la maladie et sur le fardeau des aidants », *NPG Neurologie-Psychiatrie-Gériatrie*, 12(71), 208-216.

POON, E. 2022. "A systematic review and meta-analysis of dyadic psychological interventions for BPSD, quality of life and/or caregiver burden in dementia or MCI", *Clinical gerontologist*, 45(4), 777-797.

VAILLANT-CISZEWICZ, A. J., CUNI, A., GIROD, A., LANTERMINO, L., MACCARIO, S., SAID, O., & GUÉRIN, O. 2022. « PsyDoMa: approches non médicamenteuses des troubles du comportement et psychoéducation des aidants à domicile », *NPG Neurologie-Psychiatrie-Gériatrie*, 22(129), 167-173.

3. Quiz

Choisissez la bonne réponse pour chaque question

1. Le syndrome du fardeau de l'aidant fait référence :

(a) Au stress physique, émotionnel et psychologique ressenti par les soignants.

(b) Aux avantages financiers reçus par les soignants pour avoir prodigué des soins à un proche.

(c) Aux besoins médicaux accrus des personnes atteintes de maladies chroniques nécessitant des soins.

(d) Aux programmes de formation spécifiques conçus pour doter les individus de compétences en matière de soins.

2. Un facteur contribuant au fardeau des soignants peut être :

(a) Les réseaux de soutien social solides pour les soignants.

(b) Les programmes d'aide financière offerts aux aidants naturels.

(c) Les exigences constantes et le manque de temps personnel associés à la prestation de soins.

(d) L'accès à des ressources éducatives sur la maladie spécifique nécessitant des soins.

3. Une conséquence potentielle du fardeau des aidants pour le système de santé est :

(a) L'amélioration de la communication et de la collaboration entre les soignants et les professionnels de la santé.

(b) La disponibilité accrue de services de soins à domicile pour les patients souffrant de maladies chroniques.

(c) L'utilisation réduite des soins de santé en raison du fait que les aidants gèrent les besoins des patients à domicile.

(d) L'augmentation des coûts des soins de santé en raison des problèmes de santé des aidants et du roulement potentiel du personnel soignant.

4. Une intervention visant à réduire le fardeau des aidants consiste à :

a) Encourager les soignants à réduire leur implication dans les soins du patient.

(b) Donner accès à des groupes de soutien aux soignants pour partager leurs expériences et leurs stratégies d'adaptation.

(c) Prescrire des médicaments supplémentaires aux aidants pour gérer son niveau de stress.

d) Décourager les soignants de recourir à des services de soutien en matière de santé mentale.

5. Une des limites du modèle du syndrome du fardeau de l'aidant consiste à :

(a) Souligner l'importance de reconnaître les divers besoins des aidants.

(b) Mettre l'accent sur l'impact des facteurs culturels sur les expériences de prestation de soins.

(c) Mesurer avec précision l'ampleur que représente le fardeau des aidants.

(d) Fournir un cadre clair pour identifier les personnes à risque de développer le syndrome d'épuisement.

FICHE 25 – LE MODÈLE BIOPSYCHOSOCIAL DE LA MALADIE

L'expérience humaine de la maladie transcende le domaine biomédical centré sur la technicité, la sémiologie et la physiopathologie. De ce fait, le modèle biopsychosocial apparaît comme un cadre intégratif appliqué en médecine moderne, reconnaissant l'interaction complexe entre les facteurs biologiques, psychologiques et sociaux qui influencent les décisions en matière de santé (Alonso, 2004). Cette fiche approfondit les principes fondamentaux de ce modèle, ses contributions à la compréhension de la santé et de la maladie, ainsi que ses implications pour une approche plus holistique des soins de santé.

L'approche bioécologique, élaborée par Bronfenbrenner (1994), explique le développement humain en tenant compte de tous les facteurs environnementaux qui l'influencent (Eriksson et al., 2018). Cette approche décrit l'environnement comme un système complexe subdivisé en quatre sous-systèmes - microsystème, mésosystème, exosystème et macrosystème -, qui sont en interaction. Le modèle biopsychosocial (White, 2005), forgé par Dr George Engel, postule que les facteurs biologiques, psychologiques et sociaux interagissent de manière dynamique pour influencer la santé d'un individu. Les facteurs biologiques englobent les aspects physiques de la maladie, notamment la génétique, la physiopathologie et les processus pathologiques (Lehman et al., 2017). Les facteurs psychologiques comprennent les émotions, les pensées, les comportements et les mécanismes d'adaptation qui peuvent influencer la façon dont les individus perçoivent et réagissent à la maladie. Alors que les facteurs sociaux englobent les déterminants sociaux de la santé, tels que le statut socio-économique, l'éducation, les réseaux de soutien social et les croyances culturelles (Frazier,2020).

Ce modèle souligne que chaque facteur peut influencer les autres. Par exemple, le stress chronique (psychologique) peut affaiblir le système immunitaire (biologique), augmentant ainsi la susceptibilité aux maladies. À l'inverse, l'isolement social (social) peut entraîner des sentiments de dépression (psychologique) et avoir un impact négatif sur la santé physique (Wade et Halligan, 2017).

En considérant ces trois dimensions, le modèle biopsychosocial offre une compréhension plus complète de la santé et de la maladie par rapport à une approche purement biologique (Roberts, 2023). Il permet aux professionnels de santé de :

- Mener des évaluations plus holistiques : en évaluant non seulement les symptômes physiques, mais également le contexte psychologique et social entourant les problèmes de santé d'un patient.
- Élaborer des plans de traitement individualisés : en adaptant le traitement pour répondre aux aspects biologiques, psychologiques et sociaux de l'état du patient.
- Améliorer la communication et l'engagement des patients : en comprenant les pensées, les sentiments et les circonstances sociales d'un patient, les professionnels de la santé peuvent favoriser une meilleure communication et permettre aux patients de participer activement à leurs soins.
- Encourager une approche préventive de la santé : en abordant les déterminants sociaux de la santé et en promouvant des comportements sains, le modèle peut aider à prévenir la maladie et à promouvoir le bien-être.

Pourtant, le modèle biopsychosocial présente quelques contraintes temporelles suite à l'évaluation des trois dimensions qui peut s'avérer complexe. De plus, les différences interindividuelles en matière de génétique, de personnalité et de contextes sociaux peuvent influencer l'impact relatif de chaque facteur sur la santé (Bolton, 2023 ; Card, 2023).

Cependant, le modèle biopsychosocial offre un cadre précieux pour une compréhension plus complète de la santé et de la maladie. En intégrant ce modèle dans les pratiques de soins de santé, nous pouvons évoluer vers une approche centrée sur le patient qui répond à la nature multiforme de la santé humaine. De plus, le modèle biopsychosocial s'étend au-delà des soins de santé individuels et peut être appliqué aux initiatives de santé publique. En abordant les déterminants sociaux de la santé au niveau communautaire, nous pouvons créer des environnements qui favorisent le bien-être de tous les individus.

1. Vignette clinique

Kbira est âgée de 40 ans qui souffre de cancer du sein. Elle exprime sa peur et son anxiété face au diagnostic et aux options thérapeutiques. Kbira est issue d'une famille nombreuse. Les croyances culturelles entourant la maladie et la pudeur posent des défis lorsqu'il s'agit de discuter ouvertement de son diagnostic avec les membres de sa famille.

Contexte : le cas de Kbira met en évidence l'interaction des facteurs biologiques, psychologiques et sociaux dans les soins contre le cancer. Son origine culturelle et son réseau de soutien social sont des considérations cruciales dans le traitement.

Intervention thérapeutique : le modèle biopsychosocial fournit un cadre pour comprendre l'expérience de Kbira et élaborer un plan de soins complet qui répond aux besoins biologiques, à la détresse psychologique et au contexte social qui s'avère nécessaire en appliquant :

- Le traitement médico-chirurgical : en offrant à Kbira un accès à des interventions médicales et chirurgicales fondées sur des données probantes pour son type de cancer spécifique.

- Le soutien psychologique : en proposant une thérapie individuelle ou de groupe pour répondre à son anxiété et à sa peur liée au processus de diagnostic et de traitement.
- La mobilisation du tissu social : en encourageant Kbira à impliquer sa famille dans son parcours contre le cancer. L'éducation les membres de la famille sur le cancer pour les aider à offrir un soutien émotionnel et pratique.

Pronostics : cette approche aborde les aspects biologiques du traitement (cancer) tout en reconnaissant les facteurs psychologiques (anxiété) et sociaux (croyances culturelles, soutien familial) qui influencent l'expérience de Kbira. En mettant en œuvre ces stratégies, l'objectif est de :

- Fournir à Kbira des soins médicaux optimaux pour traiter les aspects biologiques de son cancer.
- Lui expliquer les mécanismes d'adaptation pour gérer l'anxiété et la peur liées au diagnostic et au traitement.
- Lui offrir un réseau de soutien social et lui fournir un soutien culturellement approprié tout au long de son parcours.
- Favoriser une communication ouverte pour garantir que Kbira se sente autonome et informée sur ses choix de traitement.

Le cas de Kbira illustre la valeur du modèle biopsychosocial appliqué dans les soins contre le cancer. En prenant en compte les dimensions biologiques, psychologiques et sociales de la maladie, les professionnels de la santé peuvent élaborer des plans de traitement holistiques qui abordent non seulement la maladie, mais également le bien-être émotionnel et social de patients comme Kbira. Cette approche globale peut permettre aux individus de naviguer efficacement dans le circuit des soins contre le cancer et d'améliorer leur bien-être général tout au long du parcours.

2. Bibliographie

ALONSO, Y. 2004. "The biopsychosocial model in medical research: the evolution of the health concept over the last two decades", *Patient education and counseling*, 53(2), 239-244.

BOLTON, D. 2023. "A revitalized biopsychosocial model: core theory, research paradigms, and clinical implications", *Psychological Medicine*, 1-8.

BRONFENBRENNER, U. 1994. "Ecological models of human development", International encyclopedia of education, 3(2), 37-43.

CARD, A. J. 2023. "The biopsychosociotechnical model: A systems-based framework for human-centered health improvement", *Health Systems*, 12(4), 387-407.

ERIKSSON, M., GHAZINOUR, M., & HAMMARSTRÖM, A. 2018. "Different uses of Bronfenbrenner's ecological theory in public mental health research: what is their value for guiding public mental health policy and practice?", *Social Theory & Health*, 16, 414-433.

FRAZIER, L. D. 2020. "The past, present, and future of the biopsychosocial model: A review of The Biopsychosocial Model of Health and Disease: New philosophical and scientific developments by Derek Bolton and Grant Gillett", *New Ideas in Psychology*, 57, 100755.

LEHMAN, B. J., DAVID, D. M., & GRUBER, J. A. 2017. "Rethinking the biopsychosocial model of health: Understanding health as a dynamic system", *Social and personality psychology compass*, 11(8), e12328.

ROBERTS, A. 2023. "The biopsychosocial model: Its use and abuse", *Medicine, Health Care and Philosophy*, 26(3), 367-384.

WADE, D. T., & HALLIGAN, P. W. 2017. "The biopsychosocial model of illness: a model whose time has come", *Clinical rehabilitation*, 31(8), 995-1004.

WHITE, P. (Ed.). 2005. *Biopsychosocial medicine: An integrated approach to understanding illness*. Oxford University Press, USA.

3. Quiz

Choisissez la bonne réponse pour chaque question

1. Le modèle biopsychosocial met l'accent sur l'interdépendance de :

(a) Facteurs biologiques uniquement pour comprendre la santé et la maladie.

(b) Facteurs biologiques, psychologiques et sociaux influençant les résultats en matière de santé.

(c) Du rôle de la génétique et des antécédents familiaux dans la détermination de l'état de santé.

(d) Des dernières technologies médicales et leur impact sur les décisions de traitement.

2. Un facteur psychologique clé pris en compte dans le modèle biopsychosocial est :

(a) La disponibilité d'une couverture d'assurance maladie.

(b) Les médicaments spécifiques prescrits par un professionnel de la santé

(c) Les émotions, les pensées et les mécanismes d'adaptation d'un patient.

(d) L'emplacement physique et les installations d'un établissement de soins de santé.

3. Un facteur social pris en compte dans le modèle biopsychosocial peut inclure :

(a) L'efficacité d'un médicament particulier pour une maladie spécifique.

(b) Le statut socio-économique du patient et son accès aux soins de santé.

(c) Les outils de diagnostic spécifiques utilisés pour identifier un problème de santé.

(d) Les qualifications et l'expérience d'un professionnel de santé.

4. L'un des avantages de l'utilisation du modèle biopsychosocial dans les soins de santé est :

(a) De simplifie le processus d'évaluation en se concentrant uniquement sur les facteurs biologiques.

(b) De donner la priorité au recours aux interventions médicales disponibles les plus coûteuses.

(c) D'encourager une approche de traitement universelle, quels que soient les besoins individuels.

(d) De permettre une compréhension plus complète de la santé d'un patient.

5.Le modèle biopsychosocial peut être utilisé dans le domaine des soins de santé pour :

(a) Se concentrer sur les causes biologiques de la maladie et ignorer les facteurs émotionnels et sociaux.

(b) Élaborer des plans de traitement les plus ciblés et individualisés pour les patients.

(c) Minimiser l'importance de la communication et de l'engagement des patients dans les soins de santé.

(d) Donner la priorité à l'utilisation des dernières technologies médicales plutôt qu'aux protocoles de traitement établis.

FICHE 26 – COPING ET STRATÉGIES D'AJUSTEMENT FACE À LA MALADIE

L'expérience humaine de la maladie s'étend au-delà de ses symptômes et ses manifestations cliniques. Elle englobe une myriade complexe d'émotions, de pensées et de comportements alors que les individus sont aux prises avec les défis de la maladie. Le modèle des stratégies d'adaptation « coping » permet d'explorer les divers mécanismes que les patients emploient pour gérer le stress et les bouleversements émotionnels associés aux problèmes de santé (Rossi et al., 2023). Cette fiche approfondit les concepts fondamentaux de ce modèle, ses contributions à la compréhension des comportements liés à la santé et ses implications pour promouvoir une adaptation voire une adaptabilité positive.

De prime à bord, le modèle des stratégies d'adaptation postule que les individus confrontés à une maladie ou à une menace pour leur santé s'engagent dans divers mécanismes d'adaptation pour gérer la détresse émotionnelle et les défis pratiques associés à leur état (Lazarus et Folkman,1991 ; Nagy et Balázs, 2023). Ces stratégies d'adaptation peuvent être classées comme suit :

- Coping ou adaptation axée sur le problème : cela implique des efforts pour se focaliser directement sur la source du stress, comme la recherche des informations sur la maladie, des options de traitement ou l'adoption de mesures pour prévenir la récidive.
- Coping ou adaptation centrée sur les émotions : elle se concentre sur la gestion de la détresse émotionnelle associée à la maladie, comme l'expression d'émotions, la recherche d'un soutien social ou l'utilisation de techniques de relaxation.

- Faire face à l'évitement : cela implique de s'éloigner du facteur de stress, par exemple en niant la gravité de la maladie, en retardant la recherche d'un traitement ou en se retirant des interactions sociales.

L'efficacité de ces stratégies peut varier en fonction de l'individu, de l'état de santé spécifique et du contexte plus large de la maladie. Par exemple, une adaptation centrée sur le problème pourrait être plus bénéfique pour la gestion des maladies chroniques avec des plans de traitement définis, tandis qu'une adaptation centrée sur les émotions pourrait être plus utile au cours des premières étapes d'un diagnostic, lorsque la détresse émotionnelle est élevée (Jacob et al., 2023). De ce fait, la compréhension des stratégies d'adaptation offre plusieurs avantages y compris (Levine et Ursin, 1980) :

- Une évaluation des patients : les professionnels de santé peuvent évaluer le style d'adaptation d'un individu et identifier les domaines dans lesquels un soutien ou une intervention supplémentaire pourrait être nécessaire.
- Une intervention individualisée : des stratégies d'adaptation peuvent être intégrées aux plans de traitement, comme l'enseignement de techniques de relaxation pour une adaptation axée sur les émotions ou la proposition de ressources pour faciliter une adaptation axée sur le problème.
- Une promotion du bien-être mental : en soutenant des mécanismes d'adaptation sains, les professionnels de la santé peuvent aider les patients à gérer le stress et à améliorer leur bien-être général.
- Une adhésion améliorée au traitement : une adaptation efficace peut permettre aux individus d'adhérer aux plans de traitement et de participer activement à leur parcours de soins de santé.

Cependant, le modèle des stratégies d'adaptation « coping » présente quelques contraintes vues qu'il est difficile de catégoriser clairement les comportements d'adaptation en cas de recours à une combinaison de stratégies adaptatives. De plus, des facteurs culturels et sociaux peuvent influencer les types de stratégies d'adaptation considérées comme acceptables ou efficaces (Nagy et Balázs, 2023).

Malgré ces limites, le modèle des stratégies d'adaptation offre donc une perspective précieuse pour comprendre la réponse multiforme à la maladie. En reconnaissant et en intégrant des stratégies dans les pratiques de soins de santé, les patients auront les moyens de relever les défis de face à la maladie, d'améliorer leur bien-être mental et, en fin de compte, de promouvoir de meilleurs parcours de soins (Taiebine et al., 2025).

1. Vignette clinique

Ali est un infirmier major âgé de 58 ans qui souffre d'une démence précoce. Il utilise initialement des stratégies d'évitement, minimisant l'importance de ses symptômes et retardant la recherche de l'aide d'un professionnel. Cependant, à mesure que le déclin cognitif progresse, il éprouve de l'anxiété et de la frustration. Sa famille exprime ses inquiétudes quant à sa capacité à continuer à exercer sa profession en toute sécurité.

Contexte : le cas de Ali met en évidence l'interaction entre les stratégies d'adaptation, les facteurs culturels et les défis émotionnels d'un diagnostic précoce de démence.

Intervention thérapeutique : le modèle des stratégies d'adaptation fournit un cadre conceptuel pour comprendre le comportement d'évitement initial de Ali et sa détresse émotionnelle. Une approche multiforme qui prend en compte ses stratégies d'adaptation est nécessaire en mettant l'accent sur :

- La psychoéducation et le soutien : en éduquant Ali et sa famille sur la démence précoce et les ressources de soutien disponibles.
- La thérapie de réadaptation cognitive : en explorant les options de thérapie de réadaptation cognitive pour aider Ali à maintenir sa fonction cognitive le plus longtemps possible.

- Les stratégies d'adaptation axées sur les émotions : inculquer à Ali des techniques de relaxation telles que la respiration profonde ou la méditation de pleine conscience pour gérer l'anxiété et le stress. Favoriser une communication ouverte avec sa famille s'avère utile pour un soutien émotionnel.
- La quête des transitions et de l'identité : en fournissant des réponses adéquates aux préoccupations de Ali concernant son identité professionnelle et l'avenir de sa carrière professionnelle, il est souhaitable d'explorer les adaptations ainsi que les transitions potentielles au sein du domaine paramédical qui pourraient convenir compte tenu de ses capacités cognitives « une reconversion vers des tâches administratives avec un allégement du temps de travail ».

Pronostics : le plan thérapeutique reconnaît l'influence potentielle des valeurs culturelles sur la réponse de Ali au diagnostic. Cette approche identifie l'adaptation initiale d'évitement de Ali et vise à évoluer vers des stratégies plus adaptatives comme la recherche de soutien et l'adoption de mécanismes d'adaptation axés sur les émotions. La sensibilité aux normes culturelles concernant la divulgation de la maladie et l'identité professionnelle est cruciale. En mettant en œuvre ces stratégies, l'objectif est de :

- Fournir à Ali des informations sur son statut neurocognitif et lui donner les moyens de prendre des décisions éclairées concernant son avenir.
- Aider Ali et sa famille à surmonter les défis émotionnels de la démence précoce.
- Améliorer les capacités d'adaptation de Ali pour gérer le stress et l'anxiété associés à son diagnostic.
- Faciliter une transition en douceur pour Ali dans sa vie professionnelle, en tenant compte de ses capacités cognitives et de son contexte culturel.

Le cas de Ali illustre l'importance des stratégies d'adaptation ou de coping dans la gestion des maladies chroniques. En reconnaissant la dynamique d'adaptation, les considérations culturelles et le bien-être émotionnel, les professionnels de santé peuvent aider des individus comme le cas de Ali à relever les défis du choc suite au diagnostic précoce de démence et à promouvoir leur bien-être général. De plus, ce cas met en évidence la nécessité de ressources de soutien et d'interventions culturellement adaptées pour les personnes atteintes de démence issues de divers horizons culturels et linguistiques.

2. Bibliographie

JACOB, G., FABER, S. C., FABER, N., BARTLETT, A., OUIMET, A. J., & WILLIAMS, M. T. 2023. "A systematic review of Black People coping with racism: Approaches, analysis, and empowerment", *Perspectives on Psychological Science,* 18(2), 392-415.

LAZARUS R. S., FOLKMAN S. 1991. *"The concept of coping"*, in Monat A., Lazarus R. (Eds.), *Stress and coping: An anthology* (pp. 189–206). New York, NY: Columbia University Press.

LEVINE, S., & URSIN, H. (Eds.). 1980. *Coping and health.* NY: Plenum Press.

NAGY, L., & BALÁZS, K. 2023. "Typical coping patterns: a person-centered approach to coping", *New Ideas in Psychology*, 70, 101023.

ROSSI, M. F., GUALANO, M. R., MAGNAVITA, N., MOSCATO, U., SANTORO, P. E., & BORRELLI, I. 2023. "Coping with burnout and the impact of the COVID-19 pandemic on workers' mental health: a systematic review", *Frontiers in Psychiatry*, 14, 1139260.

TAIEBINE, M., MARFAK, A., ... & NEJJARI, C. (2025). "p229 e-health solutions to increase resilience and coping during natural disasters and humanitarian crisis: a narrative review of literature", *Neuromodulation: Technology at the Neural Interface,* 28(1), S305.

3. Quiz

Choisissez la bonne réponse pour chaque question

1. Le modèle des stratégies d'adaptation « coping » se concentre sur la compréhension :

(a) Des médicaments spécifiques prescrits pour un problème de santé particulier.

(b) Des différentes manières dont les individus gèrent le stress et les émotions associés à la maladie.

(c) Des dernières avancées en matière de technologie médicale utilisées dans le diagnostic et le traitement.

(d) Du rôle de la génétique dans la détermination de la susceptibilité à des problèmes de santé spécifiques.

2. Une catégorie clé de stratégies d'adaptation dans ce modèle est :

(a) L'adaptation axée sur le traitement, impliquant le respect strict des calendriers de traitement.

(b) L'adaptation centrée sur le problème, visant à s'attaquer à la source de stress liée à la maladie.

(c) L'adaptation axée sur l'alimentation, mettant l'accent sur des changements alimentaires spécifiques pour gérer la maladie.

(d) L'adaptation centrée sur le médecin, s'appuyant uniquement sur des professionnels de la santé pour le soutien émotionnel.

3. Un exemple d'adaptation axée sur les émotions consiste à :

(a) Rechercher des options de traitement en ligne pour un problème de santé spécifique.

(b) Rejoindre un groupe de soutien pour les personnes ayant un diagnostic différent.

(c) Apprendre des techniques de relaxation telles que des exercices de respiration profonde.

(d) Ignorer les défis de la maladie et se concentrer sur les activités quotidiennes.

4. L'un des avantages de l'utilisation du modèle de stratégies d'adaptation dans le domaine des soins de santé consiste à:

(a) Permettre aux professionnels de la santé d'adapter leurs interventions pour soutenir des mécanismes d'adaptation sains.

(b) Encourager une approche de traitement universelle, quels que soient les besoins individuels.

(c) Minimiser l'importance d'une communication ouverte et de l'engagement des patients.

(d) Décourager les patients de rechercher une aide professionnelle en cas de détresse émotionnelle.

5. Une limite potentielle du modèle des stratégies d'adaptation consiste à :

(a) Souligner l'importance de l'autonomie et de l'autonomisation des patients dans les décisions en matière de soins de santé.

(b) Mettre en évidence l'influence des facteurs sociaux et culturels sur les styles d'adaptation.

(c) Catégoriser parfaitement les comportements d'adaptation, car les individus utilisent souvent une combinaison des deux approches de coping.

d) Proposer un cadre pour l'élaboration de plans de traitement efficaces pour tous les problèmes de santé.

CORRIGÉ

Fiche 1– Définition de la psychologie médicale et de la santé

1-b

2-d

3-b

4-c

5-d

Fiche 2- Histoire de la psychologie médicale

1-b

2-d

3-b

4-c

5-b

Fiche 3- Les déterminants psychosociaux de la santé

1-b

2-b

3-c

4-b

5-b

Fiche 4- L'expérience de la maladie

1-a

2-c

3-b

4-c

5-b

Fiche 5- Être un malade chronique

1-b

2-b

3-b

4-c

5-b

Fiche 6- Être un soignant

1-c

2-b

3-b

4-c

5-b

Fiche 7- La représentation de la maladie

1-b

2-d

3-d

4-b

5-d

Fiche 8- L'annonce du diagnostic

1-b

2-b

3-a

4-b

5-c

Fiche 9- La médecine traditionnelle, alternative et complémentaire

1-d

2-b

3-b

4-c

5-b

Fiche 10- La réaction normale face à la maladie

1-b

2-c

3-b

4-b

5-d

Fiche 11- La réaction pathologique face à la maladie

1-a

2-b

3-b

4-d

5-b

Fiche 12- La relation soignant-soigné

1-b

2-c

3-c

4-b

5-b

Fiche 13- La psychologie de l'hospitalisation

1-b

2-a

3-c

4-b

5-b

Fiche 14- Les croyances

1-c

2-b

3-b

4-a

5-c

Fiche 15- La promotion de la santé

1-b

2-b

3-a

4-d

5-b

Fiche 16- La psychologie de la médecine traditionnelle

1-a

2-b

3-b

4-a

5-c

Fiche 17- Les inégalités en soins de santé

1-b

2-b

3-c

4-b

5-a

Fiche 18- Les modèles psycho-affectifs en soins de santé

1-b

2-c

3-b

4-b

5-b

Fiche 19- Le stress et la maladie

1-a

2-b

3-d

4-c

5-b

Fiche 20- Le stress professionnel ou le burnout

1-b

2-c

3-b

4-b

5-a

Fiche 21- Les modèles psycho-comportementaux en soins de santé

1-c

2-b

3-b

4-a

5-b

Fiche 22- Les modèles sociocognitifs en soins de santé

1-b

2-d

3-b

4-b

5-a

Fiche 23- Les modèles centrés sur la personne en soins de santé

1-b

2-c

3-b

4-a

5-c

Fiche 24- le syndrome de l'aidant

1-a

2-c

3-d

4-b

5-c

Fiche 25- Le modèle biopsychosocial de la maladie

1-b

2-c

3-b

4-d

5-b

Fiche 26- Coping et stratégies d'ajustement face à la maladie

1-b

2-b

3-c

4-a

5-c

TABLE DES MATIÈRES

Structures éditoriales du groupe L'Harmattan

L'Harmattan Italie
Via degli Artisti, 15
10124 Torino
harmattan.italia@gmail.com

L'Harmattan Hongrie
Kossuth l. u. 14-16.
1053 Budapest
harmattan@harmattan.hu

L'Harmattan Sénégal
10 VDN SICAP AMITIE 3
BP 45034 Dakar-Fann
direction@senharmattan.com

L'Harmattan Cameroun
Tsinga/Derrière polyclinique FECAFOOT
BP 11486 Yaoundé
Jacques.koukam@harmattan.fr

L'Harmattan Burkina Faso
Villa 281, secteur 23 623, rue 14.32
Ouagadougou
zagbie@outlook.fr

L'Harmattan Guinée
Almamya, rue KA 028 OKB Agency
BP 3470 Conakry
harmattanguinee@yahoo.fr

L'Harmattan RDC
185, avenue Nyangwe
Commune de Lingwala – Kinshasa
matangilamusadila@yahoo.fr

L'Harmattan Congo
219, avenue Nelson Mandela
BP 2874 Brazzaville
deunovmikhael@gmail.com

L'Harmattan Mali
Immeuble Mgr Jean Marie Cissé
Aci Hamadallaye
BP 145 Bamako
syllaka@yahoo.fr

L'Harmattan Togo
Djidjole – Maison Amela
face EPP BATOME
02 BP 20680 Lomé
didieramela11@gmail.com

L'Harmattan Côte d'Ivoire
Résidence Karl – Cité des Arts
Abidjan-Cocody
03 BP 1588 Abidjan
harmattan.ivoire@gmail.com

L'Harmattan Bénin
Rue 604, (Immeuble à l'entrée
de la rue UCAO- Cite de Saint-Jean)
Cotonou
stepcorpus@gmail.com

Nos librairies en France

Librairie internationale
16, rue des Écoles
75005 Paris
librairie.internationale@harmattan.fr
01 40 46 79 11
www.librairieharmattan.com

Librairie des savoirs
21, rue des Écoles
75005 Paris
librairie.sh@harmattan.fr
01 46 34 13 71
www.librairieharmattansh.com

www.ingramcontent.com/pod-product-compliance
Lightning Source LLC
LaVergne TN
LVHW011023061026
849535LV00006B/2033
* 9 7 8 2 3 3 6 5 4 0 1 8 4 *